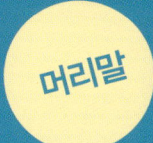

머리말
눈에 보이지 않는 바이러스로부터 나와 가족을 지키는 요령은 올바른 예방 지식과 대비입니다.

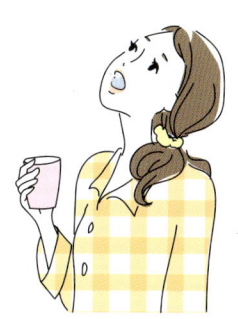

전 세계적으로 공포와 긴급사태를 불러일으킨 **신종 코로나바이러스**(COVID-19)에 관해서는 아직 해명되지 않은 것도 많고, Infodemic(인포데믹; 진위의 정도를 모르는 가짜 정보)이라고도 할 수 있는 옥석이 뒤섞인, 즉 무엇이 옳고, 무엇이 그른지 구별이 되지 않는 정보가 난무하고 있습니다.

'감염 예방을 위해 무엇을 어떻게 하면 좋은지 모르겠다!'라고 하는 분도 적지 않을 것입니다. 앞으로도 많은 인명을 앗아간 무서운 **신종 코로나바이러스와 같은 제2차, 제3차**의 위험뿐만 아니라, 식중독 등 **계절성 감염증**도 우리 생활을 위협해 올 것입니다.

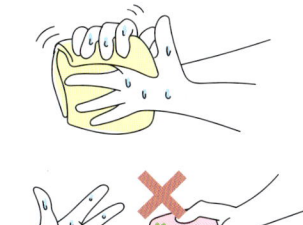

앞으로 우리들은 무엇을 믿고 어떻게 예방하면 좋을까? 그것은 올바른 지식 습득과 만일의 경우에 도움이 되고, 또한 실행할 수 있는 감염 예방법에 우선순위를 두고 대비하는 것이 중요합니다. 이를 위해 가장 필요한 것은 **감염 경로를 봉쇄하는 소독**과 마스크쓰기 입니다. 소독 중에서도 가장 중요한 것은 손씻기입니다. 이 책에서는 바이러스를 99% 제거할 수 있는 일본의 '**의과대학병원 감염증 전문의식 손씻기**'와 마스크 쓰기를 소개합니다.

소독액은 무엇을 사용하면 좋을까? 바이러스의 감염 위험은 집 안, 외출지, 직장, 학교, 수면하는 동안 까지 24시간 계속되고 있습니다. 그러므로 **상황별 감염 대책과 감염증에 대한 Q&A**에도 전문의가 알기 쉽게 설명하고 있습니다.

바이러스는 사람에서 사람으로 감염되는 **비말 감염**, 물건에서 사람으로 감염되는 **접촉 감염** 등 크게 두 가지 경로로 찾아옵니다.

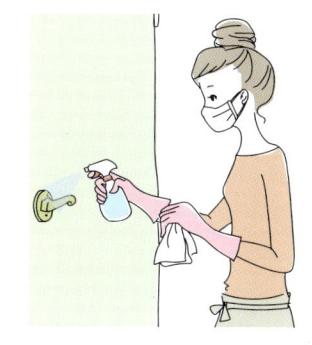

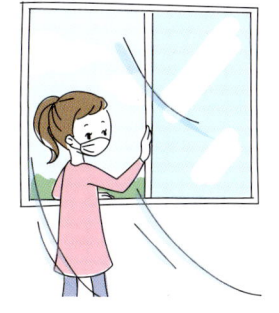

이 책은 여러분 한 사람 한 사람이 일상생활 속에서 할 수 있는 감염 예방 대책을 알기 쉽게 그림과 함께 해설하고 있습니다. 이 양대 감염 경로를 막기 위한 방법을 이 책을 따라 함께 배우고 실천하기 바랍니다.

사진 제공 : Alissa Eckert, MS; Dan Higgins, MAMS

주변에 있는 바이러스로부터 몸을 지킵시다. 그러기 위해서는 감염 경로를 봉쇄하는 마스크 쓰기와 철저한 소독이 중요합니다

순식간에 전 세계로 퍼진 신종 코로나바이러스(COVID-19). 각종 정보가 난무하는 가운데 마스크와 소독액은 물량이 부족하고, 전 세계에서 감염자와 사망자가 날로 늘어나는 뉴스를 접하면서 우리들은 바이러스의 무서움을 새삼 깨닫게 됐습니다.

신종 코로나바이러스뿐만 아니라 인플루엔자, 노로바이러스, 바이러스성 폐렴, 바이러스성 감기 등 감염력의 강도는 다르지만, 우리들은 다양한 바이러스의 위협에 항상 노출되어 있습니다. 바이러스는 다른 생물의 세포에 침입해 그 세포의 기능을 빌려 단백질과 에너지를 만들고 자신을 복제, 즉 다음 숙주를 찾아 감염을 확대해 갑니다.

기침이나 재채기 등의 증상은 사람에서 사람으로 바이러스를 확산시키는 매개 수단입니다. 그리고 바이러스는 이러한 비말 감염 이외에도 감염자의 기침이나 재채기, 타액, 배설물 등의 체액이 묻은 물건을 만지는 손을 통해 입, 코, 눈으로부터 접촉 감염을 일으킵니다.

신종 코로나바이러스가 환경 중에 생존하는 기간을 조사한 결과, 공기 중(에어로졸※)이나 물체의 표면상에서 몇 시간에서 몇 일간 안정적으로 생존한다는 것이 미국국립위생연구소(NIH), 미국질병관리예방센터(CDC), 캘리포니아대학 로스앤젤레스 캠퍼스(UCLA), 프린스턴대학의 연구자들에 의한 연구로 밝혀졌으며, 미국 의학지 『뉴잉글랜드 저널』에도 실렸습니다. 이 연구에 의해 공기 중에서 3시간, 구리 표면에서 4시간, 마분지(신문용지)_ 표면에서 24시간, 플라스틱 표면에서 2~3일간, 스테인리스 표면에서 2~3일간 생존한다는 것을 알 수 있습니다.

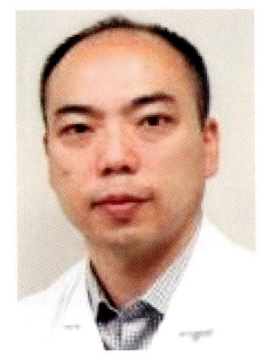

사이타마의과대학 종합의료센터
종합진료 내과·감염증과
부교수·감염증 전문의
오카 히데아키

3대 소독의 필요성

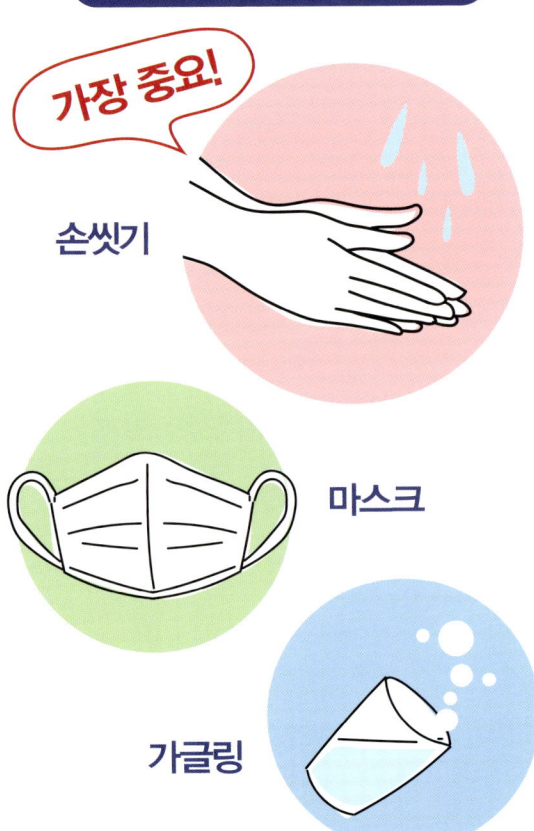

가장 중요!
손씻기

마스크

가글링

※ 신종 코로나바이러스를 포함한 액체를 분무해, '에어로졸'이라고 불리는 미립자로 실험했다.

대중교통, 직장이나 가정에서 공용 부분의 접촉을 통해 바이러스는 순식간에 퍼지게 됩니다.

이와 같이 바이러스의 감염 경로는 주로 사람에서 사람으로 감염되는 '비말 감염'과 물건에서 사람으로 감염되는 '접촉 감염'입니다.

이 중 '비말 감염'은 마스크, 가글링으로 어느 정도 예방할 수 있으며, '접촉 감염'은 철저한 손씻기로 막을 수 있습니다. 눈에 보이지 않는 바이러스의 위협은 올바른 마스크쓰기와 소독 지식을 모르면, 제대로 예방하는 것은 불가능합니다.

이 책에서는 3대 소독 '손씻기', '가글링', '마스크'의 올바른 지식과 함께 24시간의 생활 상황별 예방 대책 등을 소개하고 있습니다. 바이러스 종류에 따라 소독법도 다르므로 이 책에서 올바른 소독 지식을 익혀서 신종 코로나바이러스는 물론이고 앞으로 일어날 수 있는 다양한 바이러스의 위협으로부터 자신을 보호하고, 소중한 가족을 지키는 방법을 배우시기 바랍니다.

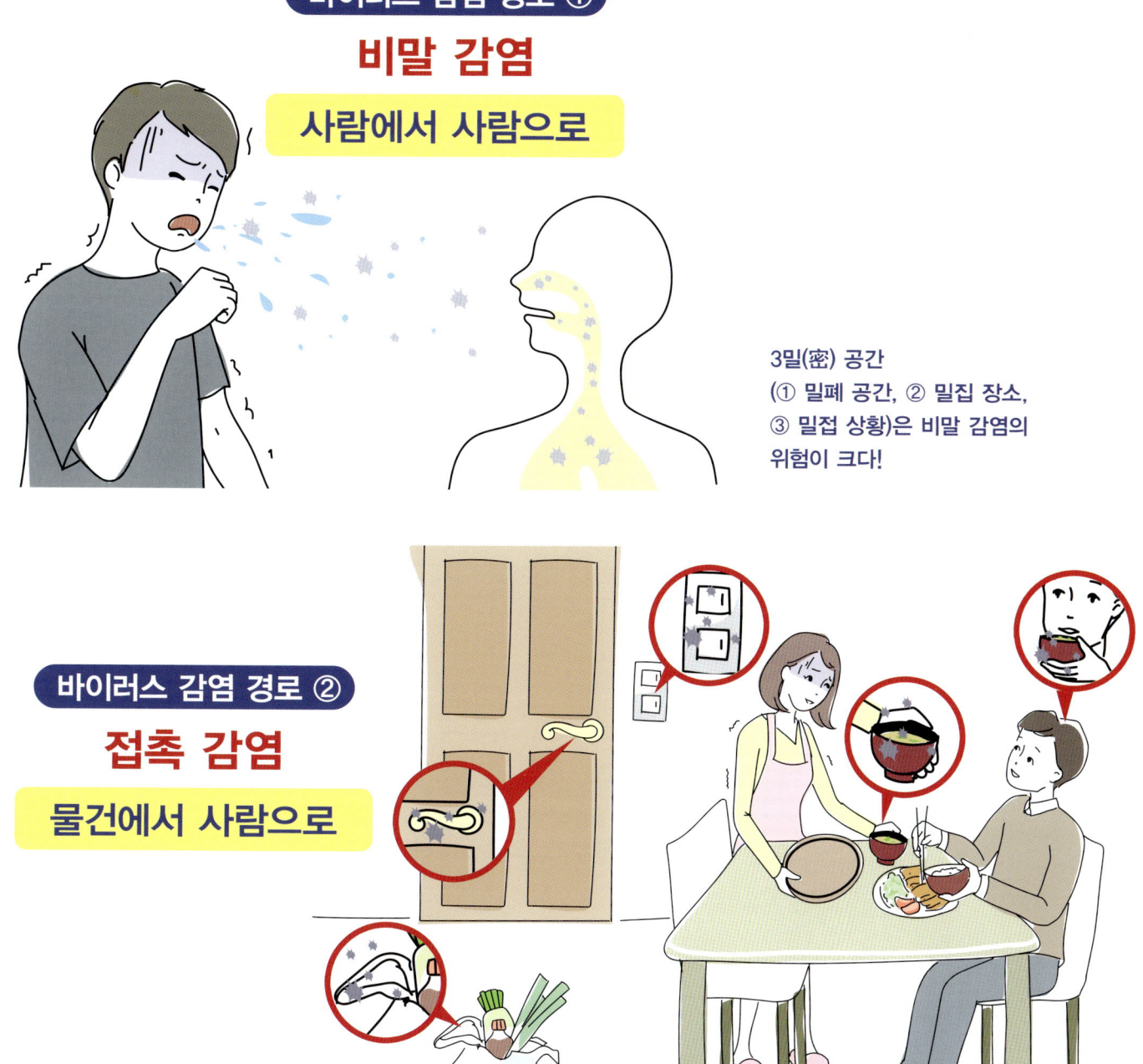

신종 코로나바이러스에 감염되었는지를 판단하는 분별법과 의료기관의 진료 기준

80%가 경증, 20%가 위중해진다

신종 코로나바이러스는 호흡기계의 질병으로, 발병 시에 나타나는 증상으로는 발열(체온 37° 이상), 기침, 목구멍의 통증, 미각·후각의 이상, 심한 나른함을 호소하는 경우가 많습니다. 증상은 인플루엔자나 바이러스성 감기와 비슷해 판단이 잘 서지 않는다고도 합니다.

WHO(세계보건기구)에 따르면 잠복 기간은 1~12.5일(대부분은 5~6일)로 되어 있으며, 또한 지금까지의 신종 코로나바이러스에 관한 정보 등으로부터 미감염자에 대해서는 14일간에 걸쳐 건강 상태를 관찰하는 것이 권장되고 있습니다.

증상에 따라서는 발병 후 1주일 정도로 중증화 되는 되는 경우도 있으며, 더 심해지면 10일째 이후에 집중치료실에 들어가야 되는 경우도 있는 것 같습니다.

그런데 신종 코로나바이러스에 의한 폐렴에 대해 일본 후생노동성은 2020년 5월 8일, 발열 등의 증상이 있는 사람이 전문상담센터에 전화 상담하는 기준을 새롭게 공표했습니다.

오른쪽 페이지의 그림과 같이 고열(37° 이상), 심한 나른함, 숨막힘이 계속되는 경우, 상담센터가 감염을 의심하게 되면 환자에게 전문외래를 소개합니다.

비교적 증상이 가벼워도 고령자나 지병이 있는 분, 임산부는 중증화되기 쉽기 때문에 즉시 가까운 보건소나 선별 진료소를 방문하는 것이 좋습니다.

신종 코로나바이러스는 흡연자에게는 위험도가 높은 것으로 알려져 있으므로 담배를 피우는 분은 반드시 주의해 주십시오. 신종 코로나바이러스에 감염돼 발병했을 경우, 80%의 사람은 경증인 채로 치유되지만, 20%에서 폐렴 증상이 악화돼 입원하게 되고 또한 2~3%에서 인공호흡 관리가 필요한 치명적인 증상이 될 수도 있다고 합니다.

신종 코로나바이러스로 위중해지는 케이스는 폐렴 이외에도 심근경색이나 뇌경색, 가와사키병, 발진 등이 보고되어 있습니다. 이것은 체내에서 바이러스를 제거하려고 면역의 폭주(사이토카인 폭풍)나 혈전증을 일으키고, 결과적으로 전신질환을 일으키기 때문입니다.

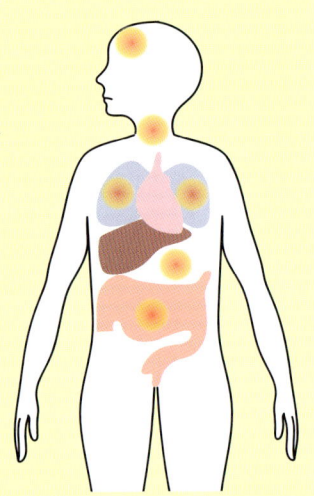

신종 코로나바이러스의 증상과 특징

감염 징후
- 미각·후각 이상
- 발열
- 헛기침
- 설사
- 나른함
- 숨가쁨
- 호흡 곤란
- 위장 질환

중증 예
- 폐렴
- 신부전
- 사망
- 급성호흡곤란증후군·ARDS
  (중증 폐렴, 패혈증이나 외상 등 여러 가지 질환이 원인이 되어 중증 호흡부전이 되는 증상의 총칭)

전형적인 경과
- 80%의 환자는 경증 그대로 치유(발병 1주일 정도)?
- 20%의 증례에서 폐렴 증상이 심해져 입원(1주일~10일)
- 인공 호흡 관리 등(약 2~3%에서 치명적)

후생노동성 '신종 코로나바이러스 감염증(COVID-19) 진료 안내 제1판' 도쿄도 복지보건국, WHOHP로부터 작성

만약 신종 코로나바이러스에 감염됐을지도 모른다고 느꼈다면, 외출을 삼가도록 합시다. 부득이하게 외출해야 할 때는 반드시 마스크를 착용해 주십시오.

당분간은 사회적 거리 두기를 하고 철저한 소독을 합시다

일반적으로 폐렴 등을 일으키는 바이러스 감염증의 경우, 증상이 가장 심하게 나타나는 시기에 다른 사람에게 바이러스를 감염시킬 가능성이 가장 높습니다.

그러나 신종 코로나바이러스는 무증상 또는 증상이 명확하지 않은 사람으로부터도 감염이 퍼질 우려가 있다는 전문가의 경고와 연구 결과도 있습니다. 따라서 사람과 사람 사이에 거리를 두는 것(사회적 거리두기), 외출 시 마스크 착용, 기침 에티켓(15페이지 참조), 손씻기, 알코올에 의한 손 소독, 환기 등의 일반적인 감염증 대책과 충분한 수면을 취하는 등의 건강관리에 유의할 필요가 있습니다.

신종 코로나 바이러스 감염이 의심되는 경우

긴급성이 높은 증상

- 안색이 눈에 띄게 안 좋다. 입술이 보라색, 평소와 달리 상태가 이상하다.
- 숨이 가쁘다, 숨쉬기 힘들다는 등의 호흡 곤란이 있다.
- 의식이 희미하다, 몽롱하다, 맥이 뛴다. 맥이 불안정한 느낌이 든다.

```
고열·심한 나른함이나        발열이나 기침 등 비교적
    숨가쁨 등의                가벼운 감기 증상
  심각한 증상 중 하나
        │                         │
        ▼                         ▼
  중증화되기 쉬운 분          일반 어린이를
  ❶ 고령자, 임산부            포함한다.
  ❷ 당뇨병, 심부전,
     호흡기질환 등
     기저 질환이 있는
     분이나 투석을
     받고 있는 분
  ❸ 면역억제제나
     항암제를 이용하고
     있는 분
        │                         │
      [즉시]              [증상이 계속되고 있다.]
        │                         │
        ▼                         ▼
     전세계 각 지역으로부터 귀국한 자·접촉자
              선별진료소로 연락
```

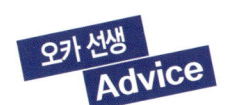 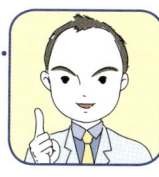

오카 선생 Advice

인플루엔자 바이러스의 경우는 기침이나 열이 최고조일 때에 감염력이 높다고 합니다. 하지만, 신종 코로나바이러스의 경우는 증상이 나타나기 2~3일 전에 40% 가까이 감염력이 있으며, 기침이나 열이 나고 있을 때에 40%, 환경에 의한 것으로 10% 정도 감염된다는 것을 알게 됐습니다. 평소와 몸 상태가 다르다고 느끼는 경우에는 타인과의 접촉을 피하고 집에서도 마스크를 착용합시다.

※ 2020년 5월 8일 현재의 정보입니다.

목차

신종 코로나바이러스·식중독 등 감염증의 예방·대책
의과대학병원 감염증 전문의식 소독법 가정의 완전 매뉴얼

해설·감수
사이타마의과대학 종합의료센터
종합진료 내과·감염증과
부교수·감염증 전문의
오카 히데아키

[머리말] 눈에 보이지 않는 바이러스로부터 나와 가족을 지키는 요령은 올바른 예방 지식과 대비입니다. ········· 1

주변에 있는 바이러스로부터 몸을 지킵시다. 그러기 위해서는 감염 경로를 봉쇄하는 마스크쓰기와
철저한 소독이 중요합니다. ········· 2

신종 코로나바이러스에 감염되었는지를 판단하는 분별법과 의료기관의 진료 기준 ········· 4

Part 1 — 감염증 전문의가 직접 전수! 바이러스로부터 몸을 지킨다! 철저한 예방책 〈손씻기·가글링·마스크〉 ········· 8

❶ 소독의 기본은 손씻기! 바이러스를 99% 제거할 수 있는 '의과대학병원 감염증 전문의식 손씻기' ········· 8

❷ 많은 환자를 진찰하는 감염증 전문의의 손씻기 소독은 이렇게 한다! 손씻기 후에도 방심하지 않는다 ········· 10

❸ 물 가글링은 입 속을 촉촉하게 해 점막에서 바이러스가 침입하는 것을 예방하는 효과를 기대할 수 있고,
   구강 위생에도 도움이 된다! ········· 12

❹ 마스크는 올바르게 활용하자. 사이즈 선택, 탈착법, 기침 에티켓을 지켜 비말 감염을 예방한다 ········· 14

Part 2 — 바이러스 대책 24시! 기상에서부터 취침까지 시간대별 감염 예방 소독 매뉴얼 ········· 16

❶ 【기상 시의 감염 대책】 기상은 손씻기, 양치질, 가글링으로 시작 ········· 16

❷ 【식사 시의 감염 대책】 식사를 준비하는 사람은 식중독 예방의 3원칙을 지키고, 식사하는는 사람은
   철저한 손씻기와 식사법에 주의 ········· 18

❸ 【쇼핑 시의 감염 대책】 일용품의 쇼핑은 외출 시부터 집으로 돌아올 때까지 방심하지 않는다 ········· 20

❹ 【외출 시의 감염 대책】 손씻기, 사회적 거리두기, 마스크의 착용, 밀집 장소 피하기 등으로 예방한다 ········· 22

❺ 【직장에서 감염 대책】 개인과 공유 공간을 나누어 철저히 소독하고 손 소독도 필수 ········· 24

❻ 【학교에서 감염 대책】 등교 전에는 건강 상태 체크. 학교에서도 3밀을 피하고, 환기,
   공용 부분을 포함해 철저한 소독 ········· 26

❼ 【외식 시의 감염 대책】 식중독, 접촉 감염, 비말 감염의 세 가지 예방에 유의하면서 현명한 방법으로 식사하자 ········· 28

❽ 【가정 내의 감염 대책】 세정 → 소독이 기본. 공유 부분의 소독을 철저히 한다. 소독액의 사용법도 포인트 ······ 30

❾ 【귀가 시의 감염 대책】 현관은 '소독의 관문'이라고 생각해 가급적 집 안으로 바이러스를
가지고 들어오지 않는 방법을 궁리 ··· 32

❿ 【감염자가 나왔을 때의 대책】 가정 내 감염의 예방에는 감염자와 공간을 분리하고,
공기의 흐름에 주의해 환기시킨다 ··· 34

| Part 3 | 바이러스를 얼씬도 못하게 한다!
지금 바로 집에서 직접 만드는 마스크&소독액 | 36 |

손바느질로 할 수 있다! 수건 마스크를 만들어 재사용한다 ·· 36

약국에서 구할 수 있다! 수제 소독액 '차아염소산나트륨액'을 만들어 주변의 물건을 소독하자 ············· 40

| Part 4 | 감염증 전문의가 답한다
바이러스로부터 몸을 지키기 위한 소독 Q&A | 42 |

코로나바이러스가 의심된다면? ·· 48

Part 1
감염증 전문의가 직접 전수! 바이러스로부터 몸을 지킨다! 철저한 예방책 〈손씻기·가글링·마스크〉

1. 소독의 기본은 손씻기! 바이러스를 99% 제거할 수 있는 '의과대학병원 감염증 전문의식 손씻기'

흐르는 물+세정제로 손씻기가 예방에 효과적

긴급 사태 선언이 해제되어 사회 활동이 원래대로 되돌아가도 감염증의 위험은 또 다시 언제 닥쳐올지 모릅니다. 여름이나 겨울에도 계절에 관계 없이 식중독 위험은 항상 존재합니다.

그러한 가운데 감염증 전문의 입장에서 제가 이 책에서 가장 말씀드리고 싶은 것이 바로 손 위생, 즉 '철저한 손씻기'입니다. 신종 코로나바이러스가 만연할 때에는 마스크가 품절되어 큰 문제가 됐지만, 마스크는 사람과의 거리를 유지할 수 없을 때 필요한 수단이며, 그보다도 중요한 것이 손을 청결하게 하는 것입니다. 실제로 마스크는 하고 있어도 손을 씻지 않는 사람을 꽤 많이 볼 수 있습니다.

3밀(① 밀폐 공간, ② 밀집 장소, ③ 밀접 상황)의 철저한 수칙도 있고 비말 감염에 대해서는 여러분도 주의를 하게 되어 있습니다. 하지만, 접촉 감염의 위험은 일상생활에서 24시간 항상 따라다니고 있습니다. 외출처나 집안에서 손 위생에 대해 좀 더 위기의식을 가졌으면 좋겠다고 생각합니다. 그래서 제가 추천하는 것이 '의과대학병원 감염증 전문의식 손씻기'입니다. 기본은 흐르는 물+30초 손씻기+흐르는 물의 샌드위치 손씻기법입니다. 이 방법으로 바이러스는 99% 제거할 수 있게 됩니다.

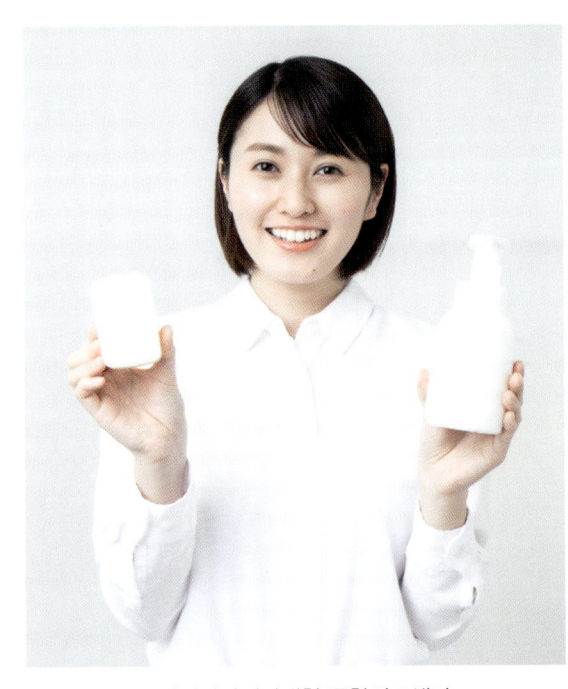

사이타마의과대학 종합의료센터
종합진료 내과·감염증과
부교수·감염증 전문의
오카 히데아키

'의과대학병원 감염증 전문의식 손씻기' 방법

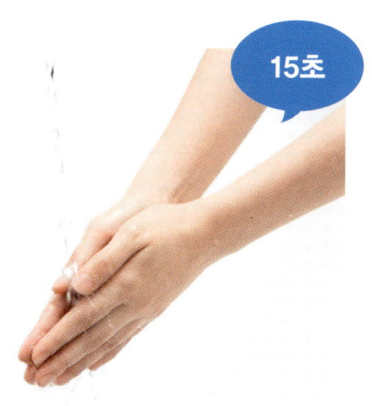

1 흐르는 물에 15초 정도 충분히 양손을 적셔 준다.

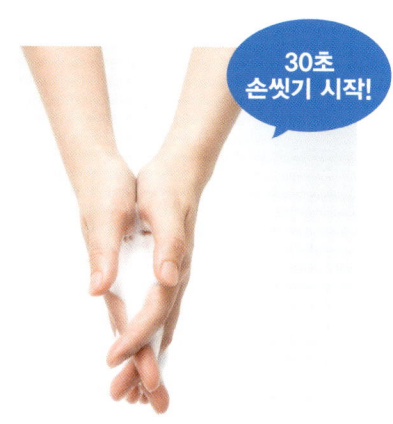

2 핸드워시나 비누 등의 세정제를 손에 덜어, 양손의 손바닥을 잘 씻어 준다.

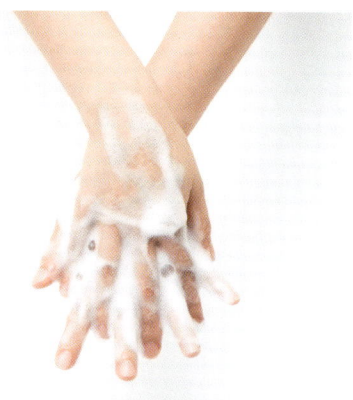

3 손등을 늘리듯이 문질러 준다.

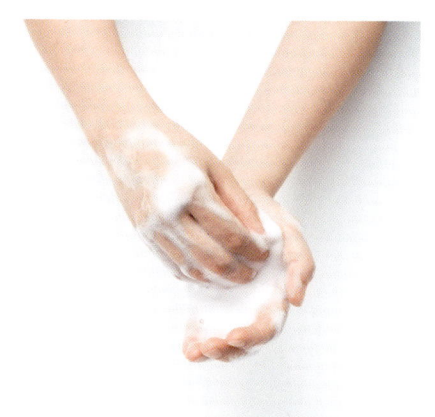

4 손가락 끝, 손톱 사이를 꼼꼼하게 문질러 준다.

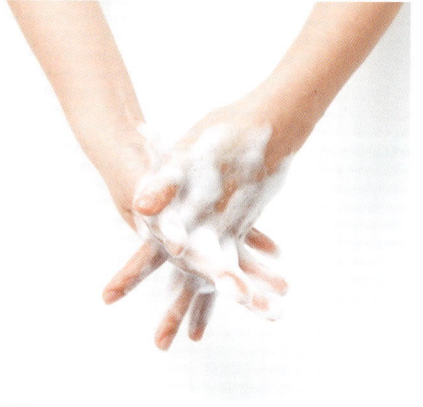

5 손가락 사이사이를 정성들여 씻어 준다.

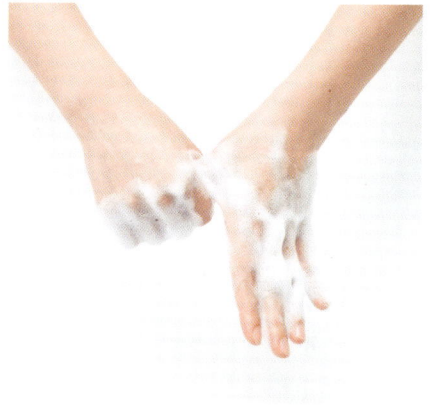

6 엄지손가락과 손바닥을 돌려주면서 씻어 준다

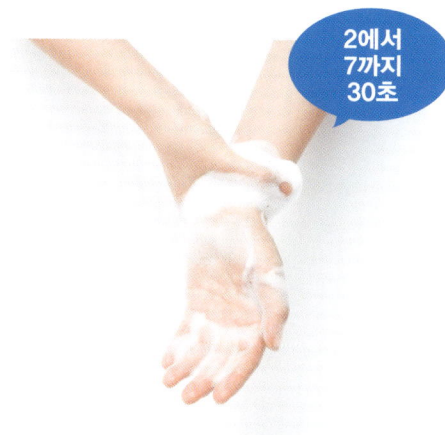

7 손목도 잊지 말고 씻어 준다.

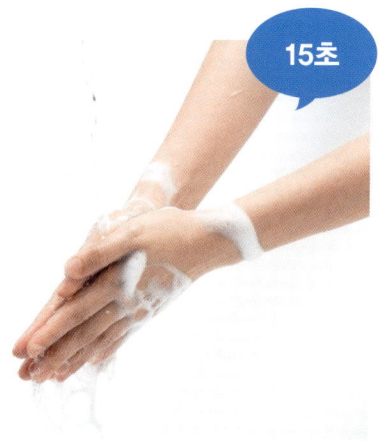

8 깨끗이 15초 정도 흐르는 물로 씻어 준다.

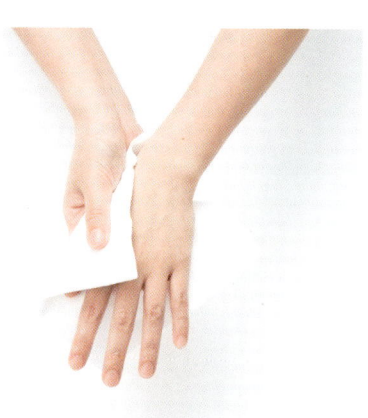

9 종이타월로 완전히 물기를 닦아 준다.

② 많은 환자를 진찰하는 감염증 전문의의 손씻기 소독은 이렇게 한다! 손씻기 후에도 방심하지 않는다

바이러스 감염 예방에는 마스크보다 손씻기가 중요

세계적인 감염증 폭발의 영향을 받아 바이러스로부터 몸을 지키기 위한 정보가 범람하고 있습니다. 이러한 정보 속에서 어느 것을 실천하면 좋을지 고민하고 있는 사람도 많을 것입니다.

감염증 전문의 입장에서 말하면 유효성이 증명된 것만을 확실하게 실천할 수 있다면, 상당한 예방 효과를 얻을 수 있습니다. 이번 바이러스에 대해서는 접촉 감염과 비말 감염에 대한 예방책이 전제이지만, 우선시되는 것은 접촉 감염을 예방하는 '손씻기'와 '마스크쓰기'입니다.

다음이 비말 감염을 예방하는 '사회적 거리두기'입니다. 기침이나 재채기로 날아가는 비말은 2미터까지 도달하지 않고 낙하해 버리기 때문에 거리를 유지하는 의미는 여기에 있습니다.

마스크 부족도 심각하지만, 마스크의 착용은 손씻기와 거리두기와 같이 세 번째 예방책입니다.

씻어도 남기 쉬운 부분을 중점적으로 씻는다

애초에 날아온 바이러스가 피부층에서 바로 우리 몸속으로 침입하는 것은 아닙니다. 손이나 손가락에 묻은 바이러스를 입으로 옮기거나, 눈과 코를 만지거나 함으로써 그들의 점막을 통해 감염됩니다.

그렇기 때문에 손씻기야말로 가장 중요한 감염 예방법입니다.

중요한 것은 씻어도 남기 쉬운 부분을 알아 두는 것입니다. 그 부분은 손가락과 손가락 사이, 손가락 끝, 엄지손가락 관절, 손목입니다.

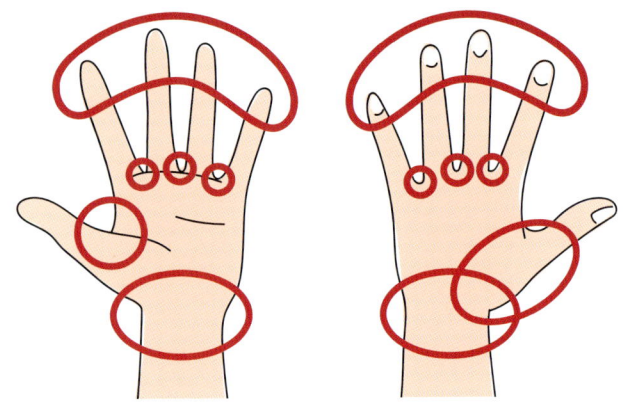

손을 씻어도 바이러스가 남기 쉬운 부분

손씻기의 맹점은 빨간 동그라미로 둘러싸인 부분이므로 의식해서 씻도록 합시다.

특히 손등 쪽의 엄지손가락 밑은 코를 닦거나, 눈을 비비거나 해서 오염되기 쉬운 부위입니다. 이러한 부분을 정성들여 씻으면 20~30초는 걸리기 때문에 핸드워시나 비누성분 때문에 손이 거칠어지는 사람은 흐르는 물로만 씻어도 충분합니다.

씻은 후 물기는 완전히 닦아내는 것이 기본인데, 수건의 공유, 핸드드라이어는 피해 주십시오. 일회용 종이타월이나 본인의 전용 수건을 사용합시다. 알코올 세정제의 경우에도 기본적인 씻는 방법은 동일합니다.

물 세정과 알코올 세정은 어느 쪽이든 한 가지만 해도 충분하지만, 병용한다면 충분히 물기를 닦아낸 후 알코올을 사용합니다. 손에 수분이 남아 있으면, 알코올 농도가 희석되어 버립니다.

손씻기가 소용없어지는 NG 행위

젖은 손으로 알코올 소독을 한다

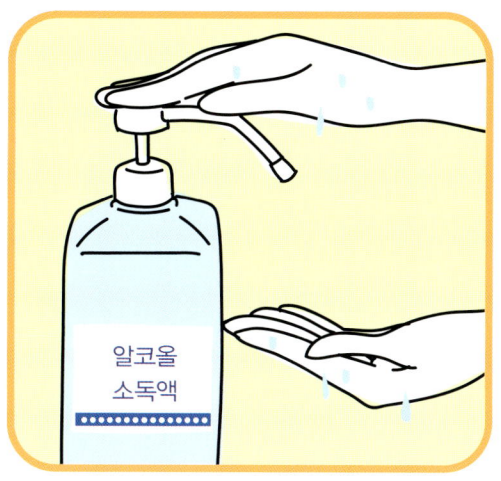

젖은 손으로 알코올 소독을 하면 농도가 옅어져 효과가 반감됩니다. 알코올 소독액을 사용할 경우에는 완전히 물기를 제거한 후 적절한 양을 손에 바르고 잘 문질러 30초 이상 시간을 들여 건조시켜 주십시오.

손 씻은 후 머리카락을 만진다

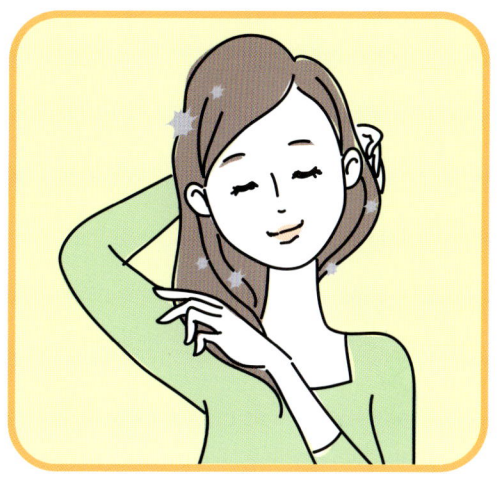

머리카락은 세균이나 바이러스가 묻어 있을 가능성이 있습니다. 일상적으로 머리카락을 만지는 습관이 있는 사람은 고치도록 합시다.

핸드드라이어로 말린다

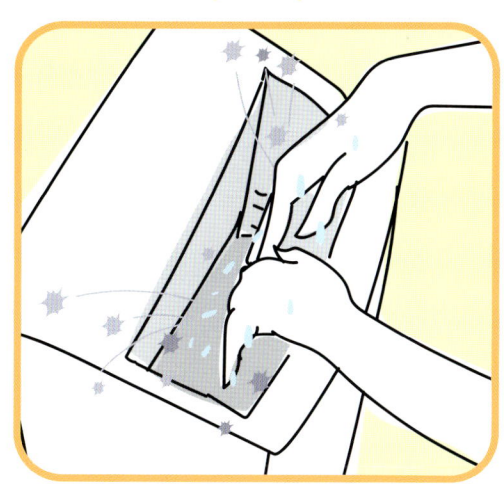

외출한 곳의 화장실 등에서 흔히 볼 수 있는 핸드드라이어는 의외의 맹점이 있습니다. 종이타월에 비해 27배나 공기 중에 바이러스를 비산시킨다는 데이터가 있습니다.

공용의 퍼스널컴퓨터나 스마트폰, 게임기를 만진다

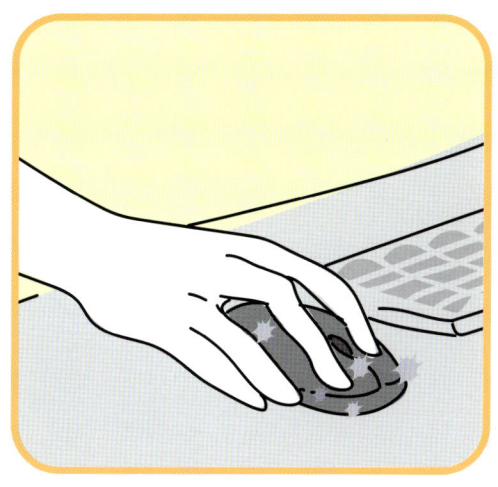

직장이나 집 등에서 주의해야 할 것이 손씻기 후에 키보드나 마우스, 스마트폰, 게임기를 만지는 것입니다. 여러 사람의 손이 닿았다고 생각해, 사용하기 전에 물티슈 등으로 자주 살균하도록 합시다.

③ 물 가글링은 입 속을 촉촉하게 해 점막에서 바이러스가 침입하는 것을 예방하는 효과를 기대할 수 있고, 구강 위생에도 도움이 된다!

입, 코로 전해지는 비말 감염에 주의

　감염자의 기침이나 재채기에 의해 튀어나온 비말(바이러스)은 코나 입의 점막을 통해 침입하게 됩니다. 비말을 들이마시게 되는 최대의 범위는 2미터이며, 이 이상의 거리를 유지하는 것이 중요하다는 것을 앞에서도 계속 설명했습니다.

　가글링은 신종 코로나바이러스와 같은 감염력이 강한 바이러스에서는 실증되어 있지 않습니다. 때문에 가글링이 감염을 예방하는데 효과가 있는지 궁금한 사람도 많을 것입니다.

　가글링에는 입 안을 촉촉하게 함으로써 바이러스의 침입을 방어하는 역할이 있습니다.

　그 역할에는 '점막 면역'이라고 하는 작용이 관련되어 있습니다.

　입은 음식물이나 질병을 일으키는 병원체 등의 이물질이 들어오는 몸의 입구입니다. 입이나 코의 점막에는 점막 면역이라고 불리는 병원체에 대한 방어·장벽 기능이 갖추어져 있습니다.

　입으로 들어온 병원체가 점막에 부착되면, 부착된 점막 근처의 림프 조직을 통해 병원체의 침입을 막는 물질을 타액 안에 분비해 빠르게 병원체에 대응하려고 합니다.

　바이러스는 목구멍과 기관의 점막에서 증식하기 때문에 점막 면역을 잘 작용시키기 위해서는 입 안이 촉촉해져 있어야 하므로 가글링이 효과적입니다. 양치질로 구강 내를 청결하게 유지하는 것도 중요합니다.

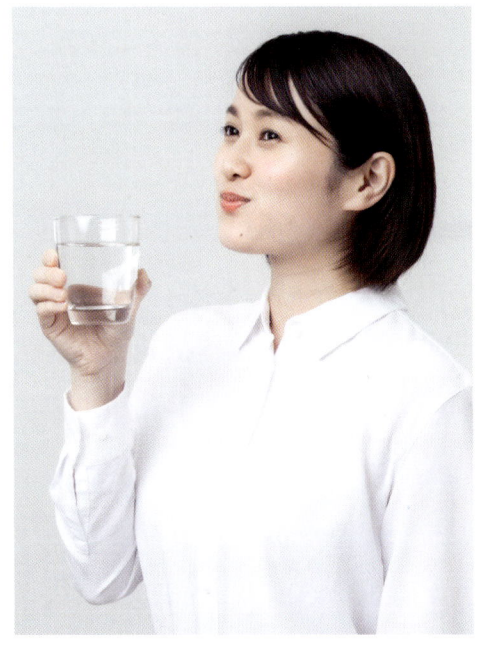

바이러스 감염 예방을 위해서는 가글링을 합시다.

물 가글링을 추천

　그러면 어떤 가글링법이 좋을까요?

　물 이외에도 요오드계 가글링약이나 소금, 녹차, 마우스워시를 더하는 등 가글링액에는 여러 가지 종류가 있습니다.

　그러나 하루에 몇 번씩이나 가글링하는 경우라면, 간단한 수돗물 가글링으로 충분합니다.

　방법은 먼저 입 안을 헹구어 음식물 찌꺼기 등을 제거합니다. 그 후 적당량의 물을 입에 머금고, 입을 위를 향해 15초 정도 가글가글 합니다. 이것을 2~3번 반복합시다.

중요한 것은 목의 건조를 막는 것입니다. 취침 중에는 목이 건조하기 때문에 밤에 자기 전이나 아침 기상 시, 외출하고 돌아왔을 때 손씻기를 마치고 가글링하는 습관을 들입시다.

난방을 사용하는 시기는 방이 건조하므로 가습기를 사용하는 동시에, 외출하지 않을 때에도 자주 가글링을 하는 것이 좋습니다.

수분 보충은 감염 예방에 도움이 될까?

'자주 수분 보충을 합시다'라는 말도 자주 듣습니다. 그러나 이것은 경우에 따라 다릅니다.

우선 수분 보충이 필요할 때라고 하는 것은 식중독이나 바이러스성 위장염 등으로 설사나 구토로 탈수된 경우입니다. 이 경우는 경구보충액에 의한 수분 보충이 필요합니다. 급격한 탈수는 전해질 이상을 일으켜 위험하기 때문에 이러한 경우는 적절한 수분 공급을 해주십시오.

또한 요도의 감염으로 일어나는 요로 감염증의 경우도 수분 보충이 필요하다고 되어 있습니다.

또한 심장이나 신장 등의 지병이 있어, 수분 제한 등을 의사로부터 지시받고 있는 분은 탈수가 되지 않을 정도로 수분을 섭취하면 좋을 것입니다.

바이러스의 침입 위험을 낮추는 코 호흡

또한 호흡하는 방법도 중요합니다. 입 호흡이 습관이 되면 바이러스의 침입 위험도 높아지기 때문에 코 호흡을 기억해 둡시다.

잠잘 때에 마스크를 쓰고 자는 것도 좋습니다. 마스크를 하고 있으면 구강 안이 따뜻해지고 습도도 유지할 수 있기 때문에 가글링과 마찬가지로 점막을 건조시키지 않는 효과를 기대할 수 있습니다.

물 가글링의 올바른 방법

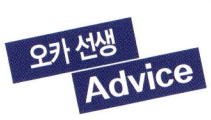
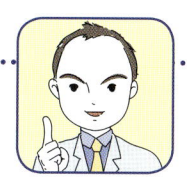

오카 선생 Advice

신종 코로나바이러스 등의 바이러스 감염을 예방하는데 가글링의 유효성은 없지만, 구강 안을 깨끗하게 함으로써 세균에 의한 폐렴을 예방하는 것을 기대할 수 있습니다. 동시에 양치질 등의 구강 위생에도 신경 쓰도록 합시다.

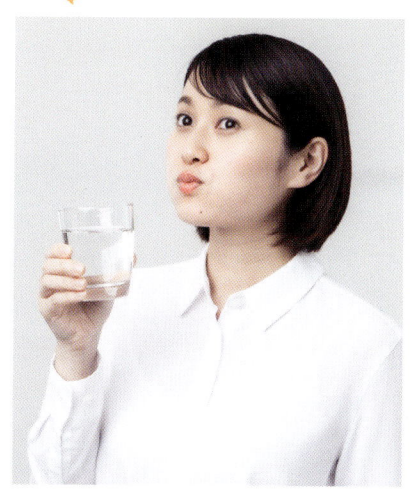

❶ 먼저 물로 입을 헹구어 음식물 찌꺼기 등을 제거한다.

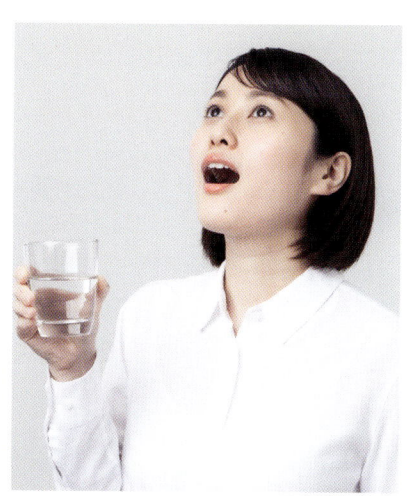

❷ 적당량의 물을 입에 머금고, 위를 향해 15초 정도 가글가글 합니다. 기분이 나쁘지 않을 정도로 목구멍 안까지 물을 보냅니다. 이것을 2~3번 반복합시다.

④ 마스크는 올바르게 활용하자.
사이즈 선택, 탈착법, 기침 에티켓을 지켜 비말 감염을 예방한다

마스크는 감염 예방에 어느 정도 효과가 있는가?

마스크의 용도는 상대방과의 거리가 충분히 떨어져 있지 않은 경우, 비말 감염을 막는데 반드시 필요한 것으로 생각해 주십시오. 외출할 때에 마스크만 하면 감염을 예방할 수 있다고 간단하게 생각해서는 안 됩니다. 물론 감염자의 기침이나 재채기로부터 직접 비말이 튈 위험이 마스크에 의해 경감되므로 예방 효과를 기대할 수 있습니다.

그러므로 환기가 잘 안 되는 공간, 사람이 밀집하는 장소, 가까이서 대화나 발성을 하는 밀접 상황과 같은 3밀 공간에 있어야만 하는 경우에는 반드시 마스크를 써 주십시오.

마스크는 제대로 된 것을 고른다

마스크는 코와 입을 완전히 커버할 수 있는 것을 선택합시다.

오른쪽 페이지에 있는 '마스크 사이즈 선택법'을 참고해 주세요. 이것은 일본위생재료공업연합회가 공개하고 있는 마스크 사이즈의 측정법입니다. 하지만, 우선은 엄지손가락과 집게손가락으로 L자형을 만들고, 그 상태에서 귀 관절의 가장 높은 곳에 엄지손가락 끝을 댑니다. 그리고 코가 시작되는 부분에서 1센치미터 아래인 곳에 집게손가락을 댑니다. 이 상태에서 엄지손가락 끝과 집게손가락 끝의 폭(일러스트에서 핑크색의 ↔ 길이)을 측정합니다. 그 길이가 왼쪽 위의 표 중 어느 것에 해당되느냐에 의해 어린이용, 소형, 보통, 대형의 기준을 알 수 있습니다.

또한 마스크 재질이지만, 바이러스 대책용이라면 소재는 '거즈'보다는 일회용의 '부직포'를 추천합니다. 그리고 표시되어 있는 필터의 성능이 높은 것, 꽃가루 알레르기용인지 바이러스 대책용인지를 확인하고 선택하도록 합니다.

단, 천 마스크도 비말 감염을 방지한다는 의미에서는 나중에 설명하게 될 기침 에티켓을 지킬 수 있으며, 마스크 품귀 시기에는 세탁하여 재사용할 수 있다는 점에서도 재검토돼야 할 것입니다. 천 마스크를 사용하는 경우에도 매일 세탁한 것을 사용하도록 하십시오. 36페이지의 수건으로 만드는 마스크는 1장의 수건으로 2장을 만들 수 있으므로 꼭 시도해 보기 바랍니다.

마스크를 바르게 착용하는 법과 '기침 에티켓'

마스크를 착용하는 방법은 먼저 손을 씻은 후 코의 모양에 맞춰 고무줄을 귀에 겁니다. 그 다음에 턱까지 덮듯이 얼굴에 밀착시킵니다.

기침이나 재채기가 나올 때는 비말에 바이러스를 포함하고 있을지도 모르기 때문에 마스크를 착용하거나, 없으면 티슈, 손수건으로 가리거나, 그것도 할 수 없으면 상의의 안쪽이나 소매로 가리는 방법으로 비말이 튀지 않도록 합시다. 이것을 '기침 에티켓'이라고 합니다(오른쪽 페이지 참조).

마스크 사이즈 선택법

마스크 사이즈의 기준

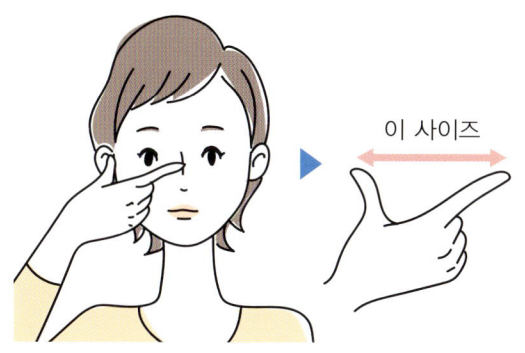

9~11cm	어린이용
10.5~12.5cm	소형
12~14.5cm	보통
14cm 이상	대형

마스크를 올바르게 벗는 법과 버리는 법

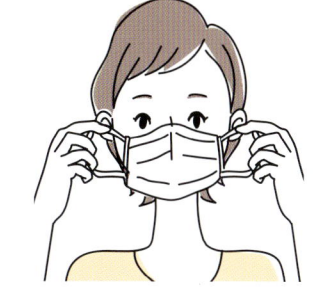

마스크 표면은 바이러스가 묻어 있는 경우가 있으므로 만지지 말고 고무줄 부분만 잡고 벗습니다.

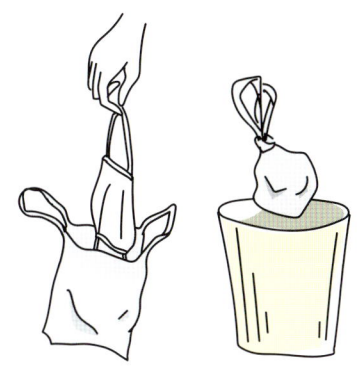

마스크를 버릴 때는 마스크 본체는 만지지 말고 고무줄 부분만 잡고, 비닐봉지에 싸서 버립시다.

마스크의 올바른 착용법과 NG

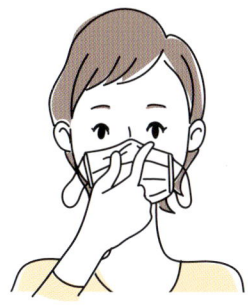

손씻기를 한 후 코 모양에 맞춰 틈새가 생기지 않도록 마스크를 댑니다.

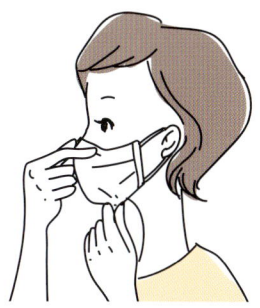

고무줄을 귀에 걸었으면 코 맞춤 부분(노즈 피트)을 누르고, 턱을 덮듯이 얼굴에 밀착시킵니다.
주름이 있는 마스크는 코에서 턱까지 주름을 펴고, 코 맞춤 와이어가 있는 경우는 코 모양으로 접습니다.

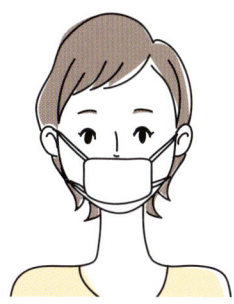

NG

코가 나와 있거나, 코 부분에 틈새가 있거나, 턱이 나오도록 착용하면 마스크의 효과를 충분히 기대할 수 없습니다.

세 가지 '기침 에티켓'을 지킨다

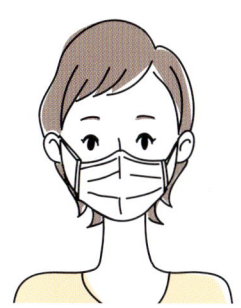

1

마스크를 착용한다.

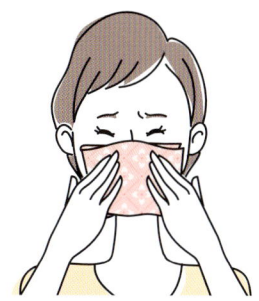

2

마스크가 없을 경우 기침, 재채기를 할 때는 티슈·손수건 등으로 입이나 코를 가린다(손으로 덮어서는 안 된다).

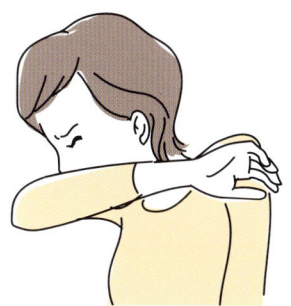

3

마스크도 없고 티슈·손수건도 없을 때에, 기침이나 재채기를 하는 경우는 상의의 안쪽이나 소매로 가린다.

Part 2
바이러스 대책 24시! 기상에서부터 취침까지 시간대별 감염 예방 소독 매뉴얼

① 【기상 시의 감염 대책】 기상은 손씻기, 양치질, 가글링으로 시작

바이러스 감염의 위험은 24시간

바이러스 감염의 위험은 집 안, 외출지의 양방향에서 대책이 필요합니다.

그 중에서도 많은 시간을 보내는 집은 식사나 모임, 목욕, 수면과 생활의 중심이 되는 장소입니다. 감염증이 유행하는 시기에는 24시간 긴장된 대비 태세로 바이러스 대책에 임합시다. 여기서부터는 집, 외출지, 직장, 학교 등의 일상생활 속에서 예방할 수 있는 감염 대책을 상황별로 설명해 가겠습니다.

자고 일어난 입 안은 균이 증식하고 있다!

우선은 기상 시의 포인트에서부터 설명해 갑시다.

수면 중에는 타액의 양도 줄어들고, 바이러스나 세균의 활동이 활발해집니다. 자기 전에 제대로 양치질을 해도, 특히 세균은 취침 중에 증식합니다. 삼키는 기능이 약해진 고령자에서는 타액에 섞인 세균이 폐로 들어가 폐렴을 일으키는 경우도 있다고 알려져 있습니다.

세균이 증식하면 일부 세균이 만들어내는 프로테아제라는 효소가 점막의 방어장벽 기능을 파괴해 버리는 것으로 알려져 있습니다. 가글링 부분에서도 설명했지만, 입이나 코 점막에는 점막 면역이라고 불리는 병원체에 대한 방어·장벽 기능이 갖춰져 있습니다.

그런데 세균 활동이 활발해지면 그 방어·장벽 기능이 약해져 인플루엔자 바이러스나 감기의 균이 체내에 들어가기 쉽게 됩니다. ==그러므로 기상 후 화장실을 사용했다면 먼저 손을 씻고, 다음은 양치질을 하는 습관을 들이도록 합시다.== 동시에 가글링도 하면 좋을 것입니다. 손씻기와 가글링 방법은 8~13페이지를 참고해 주십시오.

바이러스는 목구멍과 기관의 점막에서 증식하기 때문에 점막 면역을 잘 작용시키기 위해서는 입 안이 늘 촉촉해야 합니다.

입 안을 청결하게 한 후, 면역력을 키우기 위해 영양소가 골고루 포함된 균형잡힌 아침식사를 해 주십시오.

수면 중은 바이러스나 세균이 증식하는 위험 시간대

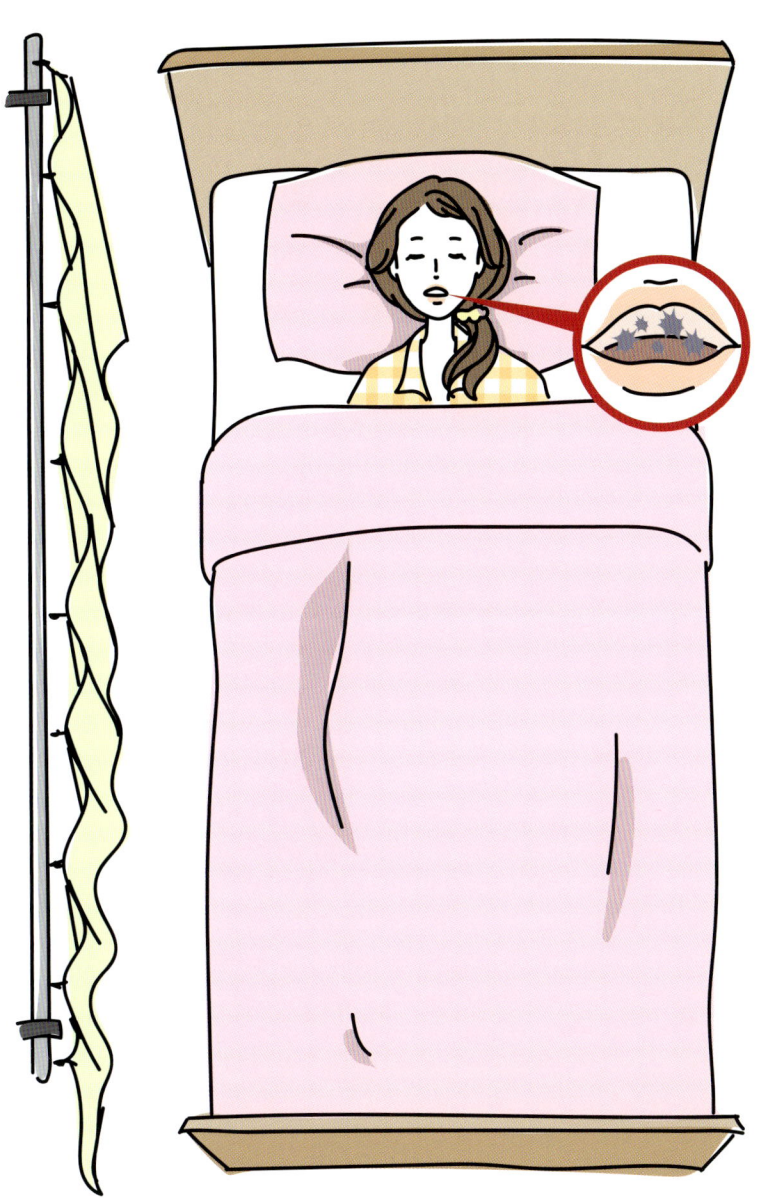

취침 중에는 입이 건조해져 세균이 번식하기 쉽다.

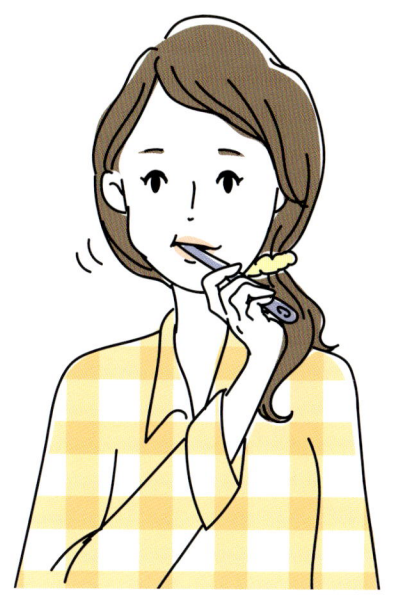

자기 전과 기상 후에는 양치질을 해서 입 안 세균을 제거한다.

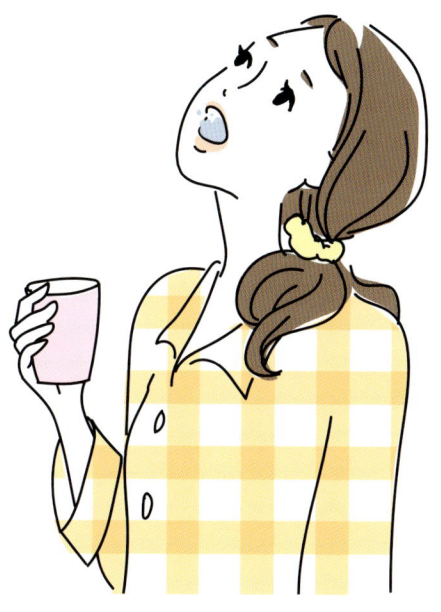

자기 전과 기상 후에는 가글링을 한다.

② 【식사 시의 감염 대책】 음식을 준비하는 사람은 식중독 예방의 3원칙을 지키고, 식사하는 사람은 철저한 손씻기와 식사법에 주의

음식을 만드는 사람과 식사하는 사람의 환경 위험을 생각한다

가정에서 하는 식사는 테이블에 둘러앉아 전골이나 불고기 등, 여러가지 반찬을 나누어 먹는 것이 일반적입니다. 하지만, 유감스럽게도 이러한 식사 방법은 감염증이 가족들 중에 생겼거나, 유행하거나 하는 시기에는 감염 위험을 높이는 NG 행위가 됩니다. 또한 식중독이라고 하면 음식점의 식사가 원인이라고 생각하기 쉽지만, 가정의 식사에서도 발생하고 있습니다. 평소 당연하게 생각하고 있던 것이, 생각지도 못한 식중독을 일으키는 경우도 있습니다. 가정에서 발생하는 경우는 증상이 가볍거나, 발병하는 사람이 1명 또는 2명으로 적기 때문에 감기이거나 몸살 정도로 생각하여 식중독이라고 눈치 채지 못해 심각해질 수도 있습니다.

식사 시의 감염 대책에 대해서는 음식을 만드는 사람과 먹는 사람의 두 가지 측면에서 감염 대책을 생각할 필요가 있습니다. 식사를 준비하는 사람은 '식중독 예방의 3원칙 규칙'을 습관화해 두는 것이 기본이 됩니다.

식중독 예방의 3원칙으로 음식의 안전을 지킨다

식중독의 원인이 되는 세균이나 바이러스의 상당수는 약 20℃에서 활발하게 증식하기 시작해, 인간이나 동물의 체온 정도에서 증식 속도가 가장 빨라집니다. 여름은 습도가 높고 덥기 때문에 세균 증식에 좋은 환경입니다. 또한 겨울철 노로바이러스는 2차 감염의 위험도 높아 주의가 필요합니다.

특히 어린 아이, 고령자, 저항력이 약한 사람(면역억제제, 스테로이드제, 항암제 치료를 받고 있는 분)은 적은 양의 바이러스나 세균의 노출만으로도 심각한 증상을 일으킬 수 있으므로 식품을 취급하고 음식을 조리하는 사람은 세심한 주의가 필요합니다.

==식중독 예방의 3원칙이란 균을 '사멸시킨다', '증가시키지 않는다', '전염시키지 않는다' 등의 세 가지 규칙입니다.==

식재료를 구입한 후 보존, 사전 준비, 조리, 먹기, 다시 데우기 등의 모든 공정에서 포인트가 있습니다. 그래서 오른쪽 페이지에 그림으로 알기 쉽게 설명했습니다.

기본은 손씻기, 비말·접촉을 방지하는 식사법

식사를 하는 사람의 주의점을 설명합시다.

기본은 식사 전의 손씻기입니다. 음식을 조리하는 사람이 식재료를 다루는 과정에서도 물론 중요합니다.

그리고 음식은 큰 그릇에서 덜어 먹는 것이 아니라, 각자의 그릇에 담아 먹는 것이 좋습니다. 이렇게 하면 배분 젓가락이나 자신의 젓가락 등에 의한 비말·접촉 감염의 위험을 줄일 수 있습니다. 유리컵이나 페트병을 돌려 마시는 것도 물론 안 됩니다. 식탁에 앉는 법에 대해서는 32페이지를 참조해 주십시오.

식중독 예방의 3원칙

청결
균을 전염시키지 않는다

가공·살균
균을 사멸시킨다

쾌속·냉각
균을 증가시키지 않는다

식사 시의 감염 예방 11가지 규칙

⑪ 조리 전, 담기 전, 고기, 생선, 달걀을 만진 후, 식사 전에는 충분한 손씻기를 한다.

⑩ 수건이나 행주도 항상 청결하게 한다.

⑨ 깨끗한 식기와 기구를 사용한다. 가능하면 식기세척기로 세정하는 것이 좋다.

⑧ 고기나 생선은 국물이 새지 않도록 봉지나 용기에 보존한다.

⑦ 냉장고는 10℃ 이하, 냉동고는 -15℃ 이하를 유지하고, 너무 많이 채우지 않도록 주의한다(70% 정도가 기준).

⑥ 해동은 냉장고나 전자레인지를 이용한다(자연해동은 피한다). 냉동·해동의 반복은 위험하므로 피하고, 균일하게 가열한다.

⑤ 개별 식기를 사용한다. 요리를 장시간 방치하지 않는다.

④ 큰 접시에 요리를 담는 것은 피한다.

③ 다시 데울 때도 충분히 가열한다.

② 중심부까지 충분히 가열한다(기준은 75℃에서 1분 이상).

① 도마와 칼은 고기·생선과 야채류는 별도의 것을 사용하고, 씻은 후에 뜨거운 물을 부어 살균한다.

③ 【쇼핑 시의 감염 대책】
일용품의 쇼핑은 외출 시부터 집으로 돌아올 때까지 방심하지 않는다

상업 시설은 감염 위험이 크다. 가급적 동선은 짧게 한다

식료품 등 생필품의 조달은 택배 서비스를 이용한다 해도 가게에 안 갈 수는 없습니다.

감염이 급속하게 퍼진 유럽과 미국에서는 슈퍼마켓이 감염 경로로서 일찍부터 경계되고 있었으며, 그렇기 때문에 입점 인원을 제한하거나, 쇼핑객을 분산시키기 위해 영업시간을 연장하거나 하는 등 여러 가지 대책이 실시됐습니다.

예를 들면 영국에서는 대형 슈퍼체인 몇 사가 살 계획이 없는 상품이나 사용할 생각이 없는 쇼핑카트는 만지지 않도록 하는 '노터치 정책'을 도입했습니다. 우리나라에서는 그렇게까지는 규제하고 있지 않지만, 위생 면을 생각한다면 본받아야 할 습관입니다.

상업시설은 비말 감염, 접촉 감염의 위험이 곳곳에 숨어 있습니다. 또한 신종 코로나바이러스는 증상이 나타나기 2~3일 전부터 감염시킨다고 알려져 있으므로 기침이나 열이 있는 사람을 피하는 것만으로는 감염 예방을 할 수 없는 만만치 않은 바이러스입니다.

이러한 위험을 피하기 위해서는 ==쇼핑을 하고 귀가할 때까지의 동선을 가급적 짧게 하는 것이 좋습니다.==

귀가할 때까지는 손 위생에 세심한 주의를 기울인다

우선 쇼핑은 대표자가 혼자서 가도록 합시다. 집에서 미리 쇼핑 목록을 만들고 에코백을 지참해, 슈퍼마켓에서 여러 가지를 보면서 구입품을 결정하는 것이 아니라 단시간에 상품을 선택하도록 합니다. 이렇게 하면 구입할 물건을 빠트리는 일도 방지할 수 있습니다.

또한 매장에 들어갈 때는 손소독액으로 소독하고, 장바구니나 쇼핑카트의 핸들도 소독시트 등으로 소독하는 것이 좋습니다.

그리고 다른 손님과 2미터의 거리를 유지하도록 합니다. 이것은 감염자의 비말이 튀어도 2미터 떨어져 있으면 바닥에 떨어지기 때문입니다.

그리고 계산대에서는 가능하면 계산 시에 에코백을 바구니에 넣어 구입품을 담게 하는 것이 좋습니다. 이렇게 하면 포장대(구입품을 담는 작업대)에서 물건을 다시 담는 것을 생략할 수 있어 타인과의 접촉을 줄일 수 있습니다.

그리고 계산은 현금이 아니라, 가능하면 스마트폰 결제 또는 신용카드로 지불하면 현금에 접촉하지 않고 쇼핑을 할 수 있습니다. 그리고 귀가해 손을 씻을 때까지 눈이나 코, 입을 만지지 않도록 합시다.

집 현관에서는 손 소독을 하고, 신경이 쓰인다면 패키지나 용기를 알코올 소독합시다. 물건의 표면에 묻은 바이러스는 몇 시간에서 며칠간 생존하는 것도 있기 때문입니다. 스마트폰을 밖에서 사용한 경우에는 마찬가지로 소독을 합시다.

쇼핑 시에

- 여럿이 아니라 가급적 혼자서 또는 적은 인원으로 하고, 밀집을 피한다.
- 줄을 설 때나 물건을 고를 때는 가급적 상대방과 2미터 떨어진다.

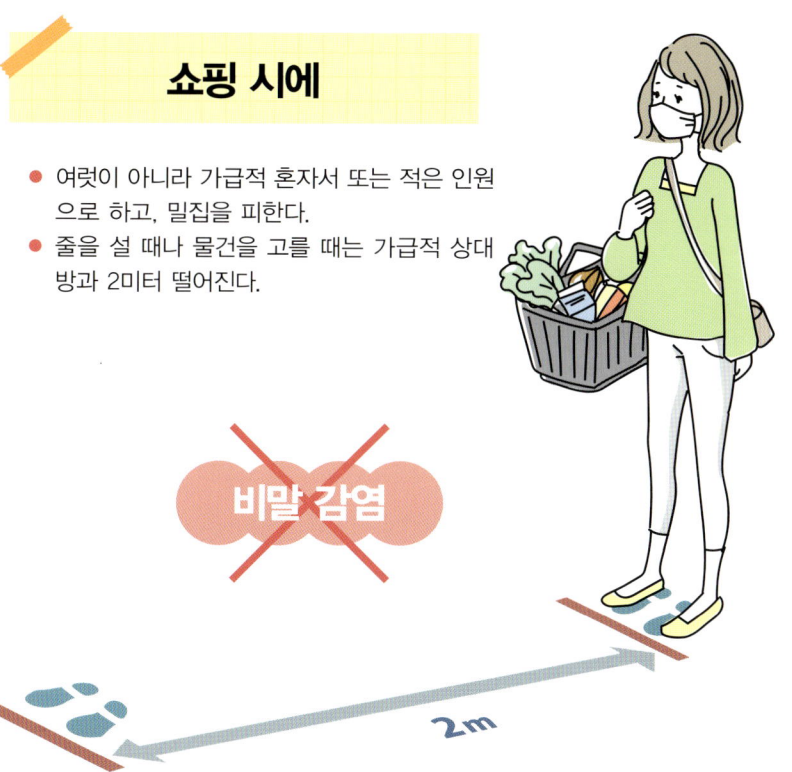

비말 감염

집에서

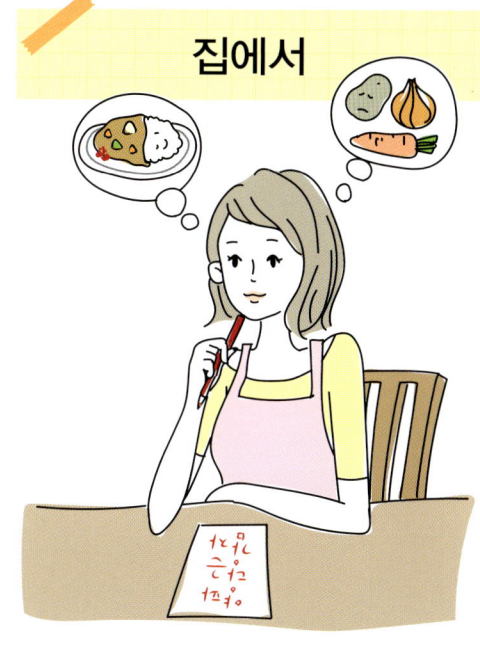

- 쇼핑 목록을 만들어 최대한 짧은 동선으로 끝낸다.
- 한산한 시간대를 기다려 나간다.

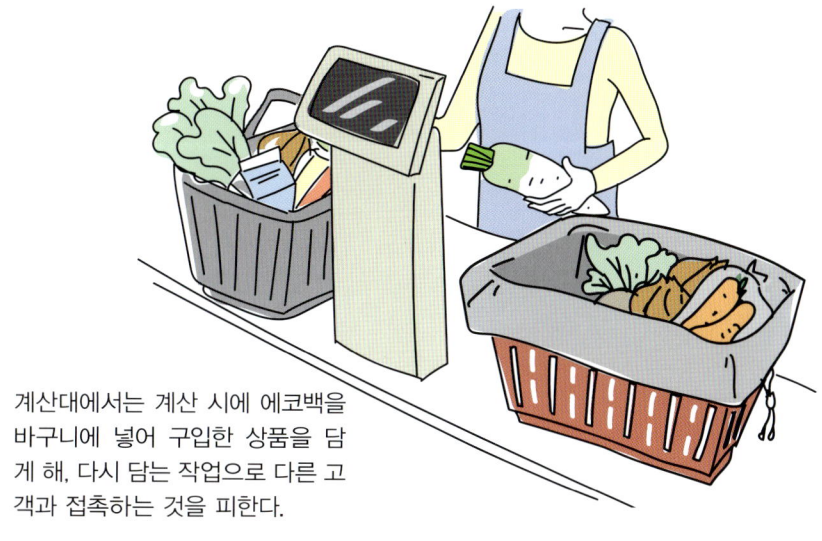

계산대에서는 계산 시에 에코백을 바구니에 넣어 구입한 상품을 담게 해, 다시 담는 작업으로 다른 고객과 접촉하는 것을 피한다.

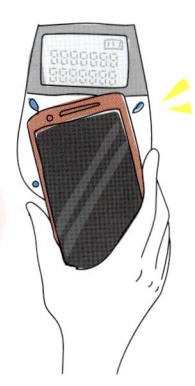

계산은 신용카드나 전자화폐를 사용하고, 현금 결제를 피한다.

접촉 감염

집 현관에서

현관에서 손 소독을 한 후에 구입품의 포장 등 용기를 알코올 스프레이로 소독하고, 냉장고나 보관 전에 노출되어 있던 부위는 소독한 후에 방으로 이동한다. 플라스틱, 골판지 등은 가급적 분리해 보관하고, 집에 바이러스를 들이지 않는다.

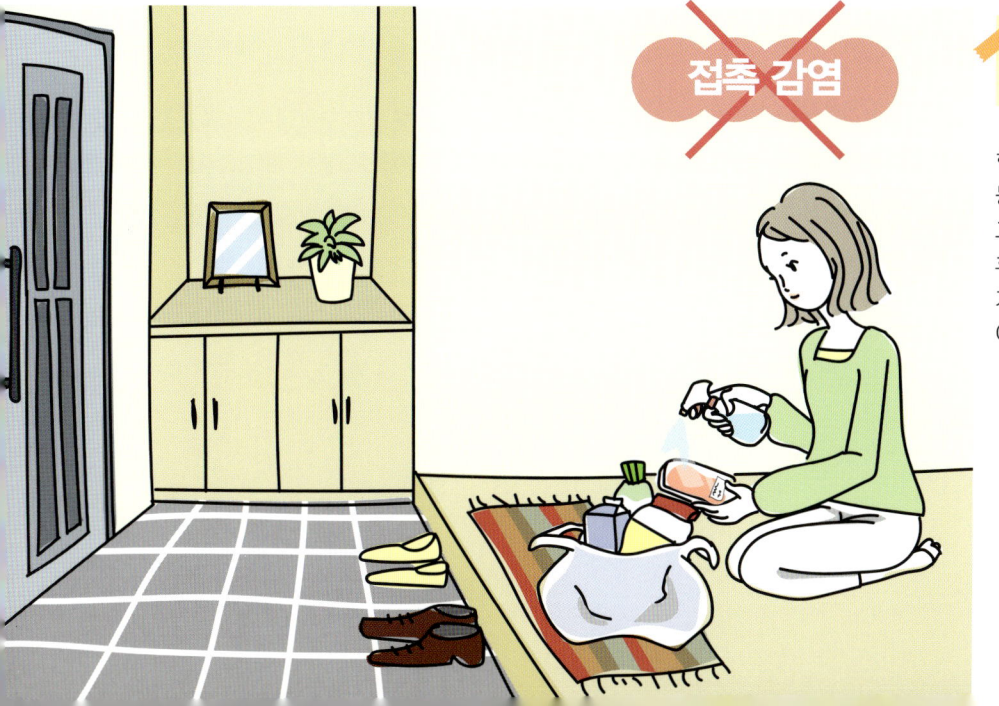

4 【외출 시의 감염 대책】
손씻기, 사회적 거리두기, 마스크의 착용, 밀집 장소 피하기 등으로 예방한다

몸의 상태가 좋지 않을 때는 외출을 삼가한다

우리나라에서는 보통 12~3월이 계절성 인플루엔자의 유행 시즌입니다.

2020년 이후의 겨울은 어떤 감염증이 유행할지 예측할 수 없지만, 계절성 인플루엔자는 증상이 나타난 후 첫 이틀 동안(48시간) 바이러스 배출이 진행되며, 최대 1주일 동안 배출이 계속되는 것으로 알려져 있습니다. 즉, 발병 후 7일째라도 코나 목구멍에서 바이러스를 배출하고 있을 우려가 있기 때문에 가령 발열 등의 증상이 없어도 다른 사람에 대한 감염 위험을 생각해 외출에는 주의가 필요합니다.

또한 증상은 감기와도 비슷하지만, 인플루엔자의 경우는 발병 후 38℃ 이상의 고열, 두통, 권태감 등이 비교적 급속하게 동시에 나타나는 특징이 있다고 합니다.

인플루엔자 바이러스는 신종 코로나바이러스의 경우와 마찬가지로 당뇨병, 고혈압, 심장질환이 있는 분이나 임산부는 중증화 될 위험이 있습니다. 또한 5세 미만의 어린 아이는 인플루엔자 뇌증을 일으킬 우려도 있으므로 조속히 의료기관에서 진찰을 받고 경과를 관찰할 필요가 있습니다.

매일 체온을 기록해 37.5℃ 이상의 열이 있을 때는 몸이 바이러스와 싸우고 있을 때일지도 모르기 때문에 무리하지 말고 직장이나 학교를 쉬고 요양해 주십시오.

기본은 비말·접촉 감염을 막는 것

계절성 인플루엔자도, 신종 코로나바이러스와 같은 팬데믹(세계적으로 감염병이 대 유행하는 상태)을 가져오는 감염증도 기본 예방책은 같습니다.

접촉 감염을 예방하는 손씻기, 외출했다면 눈, 코, 입을 만지지 않기, 비말 감염을 방지하기 위한 사회적 거리(2미터 이상) 유지, 밀집한 장소에 갈 때는 반드시 마스크를 하는 등의 습관을 들이도록 합시다.

구체적으로는 신종 코로나바이러스가 만연할 때에 주의하도록 한 정부의 발표에 따라 오른쪽 페이지와 같은 행동이 감염 예방으로 이어집니다.

출퇴근 전철이나 버스 등은 아무래도 밀집한 공간이 되기 쉽습니다. 가능한 사람은 시차 출근을 선택해 주십시오. 가급적 공연장이나 노래방 등의 환기가 나쁜 공간에 출입하는 것은 피합시다.

또한 불필요한 외출을 삼가하는 STAY HOME의 기간이 다시 찾아온 경우에는 운동을 한다면 가벼운 조깅이나 걷기 정도로 하고, 여럿이 함께 하는 행동은 삼가합시다. 격렬한 운동은 체력을 소모하므로 몸 상태가 안 좋을 때는 피해 주십시오. 또한 지병 등으로 병의원에 다니는 경우, 병원내 감염의 위험이 높은 시기는 주치의 선생님에게 온라인 진료를 상담해 보는 것도 좋을 것입니다.

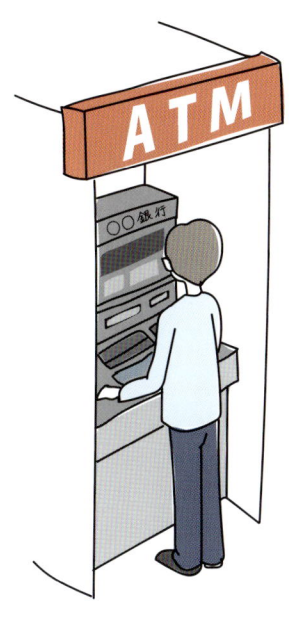

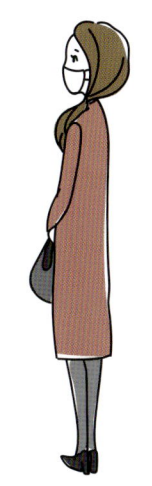

ATM, 관공서, 도서관 등 공공기관 등에서 줄을 설 때는 2미터 거리를 둔다. ATM 버튼 조작 후에는 눈, 코, 입을 만지지 않는다.

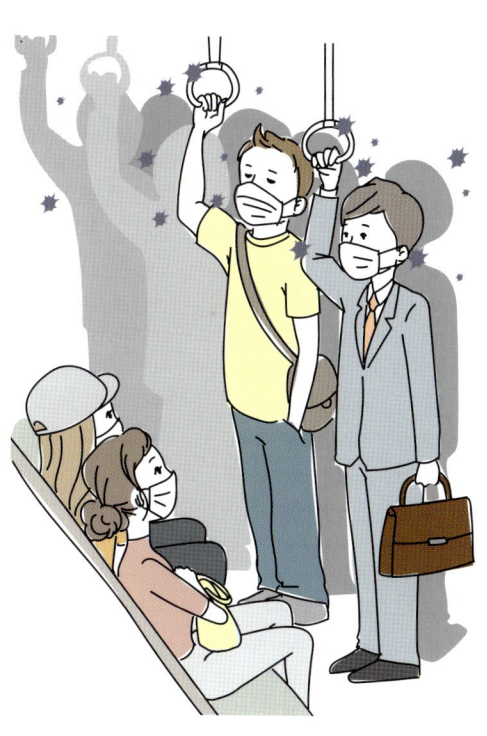

출퇴근 등으로 전철을 타는 경우 바이러스는 좌석 쪽이 적은 것으로 알려져 있다. 또한 문 근처에는 개폐로 바이러스가 비산하기 쉬우므로 피한다. 손잡이 등을 만진 후에는 눈, 코, 입을 만지지 않는다.

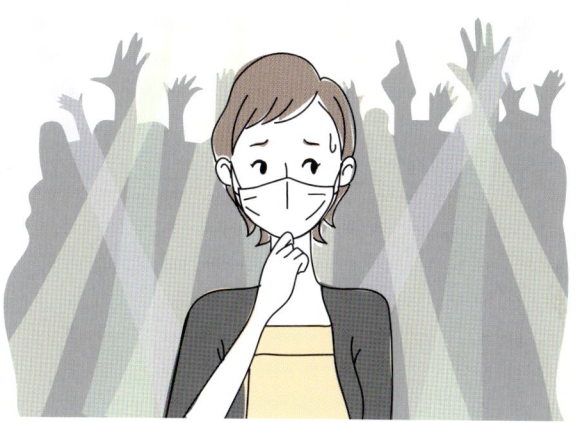

3밀의 위험이 높은 공연장 출입, 노래방 등은 피한다.

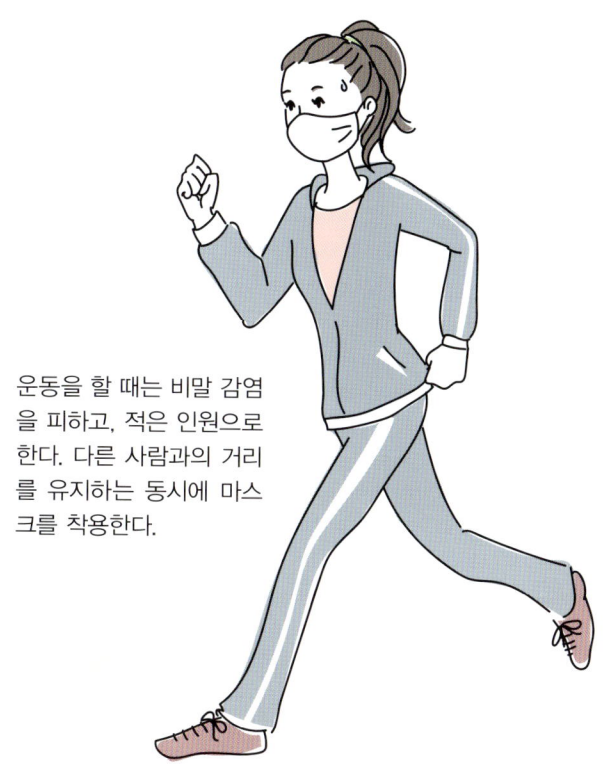

운동을 할 때는 비말 감염을 피하고, 적은 인원으로 한다. 다른 사람과의 거리를 유지하는 동시에 마스크를 착용한다.

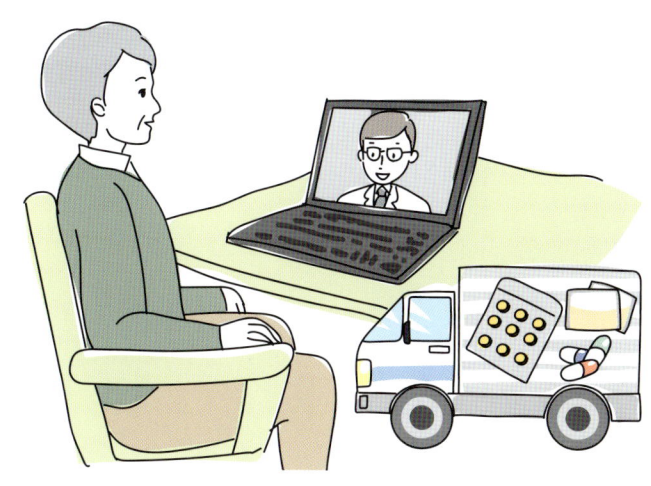

긴급 이외의 지병 등으로 의료기관에 다닐 때는 진찰을 온라인이나 전화 문진으로 하는 온라인 진료도 고려해 보자.

【직장에서 감염 대책】
개인과 공유 공간을 나누어 철저히 소독하고 손 소독도 필수

주변의 소독 포인트를 알아 두자

이번 신종 코로나바이러스에 대한 3밀(① 밀폐 공간, ② 밀집 장소, ③ 밀접 상황) 대책으로서 전철이나 버스와 같은 대중교통 기관의 출퇴근 자숙이 권장되어, 자택에서 일하는 재택근무 회사가 많아졌습니다. 앞으로는 업무의 스타일도 크게 바뀔지도 모르지만, 역시 업무의 거점인 사무실이나 작업실은 필요하기 때문에 소독의 포인트에 대해 알아 둬야 합니다.

회사의 규모나 직종에 따라 다르지만, 비교적 큰 회사라면 청소업자가 들어가 있는 경우가 많으므로 공유 공간의 걸레질과 바닥 청소를 하거나, 쓰레기통 속을 정리하거나 하는 작업은 정기적으로 이루어지고 있을 것입니다. 그러면 개인적으로도 주의해야 할 청소 포인트를 소개합니다.

공유 공간에 접촉했다면 손 소독을 하자

우선 사내나 부서 내에서 개인 공간과 공유 공간을 나누어 생각합니다. 개인 공간은 기본적으로는 자신의 책상 주변이 됩니다. 책상 위나 서랍 손잡이, 전화, 퍼스널컴퓨터, 키보드, 마우스 등이 중점 소독 포인트입니다.

다음으로 공유 공간으로는 공동 작업이나 회의를 하는 책상, 공동으로 사용하는 복사기와 프린터 등의 사무용 기기, 전화, 캐비닛의 손잡이, 출입구 도어의 손잡이, 에어컨 등의 리모컨 버튼과 조명의 스위치 등일 것입니다.

또한 도시락을 먹거나, 차를 마시거나 하는 휴게실의 테이블과 의자, 의외로 간과하기 쉬운 것이 음료수 등의 자동판매기 버튼입니다.

구내식당에서는 자신이 사용하는 테이블 주변, 공동으로 사용하는 조미료나 집게, 걸레가 소독 체크 포인트가 됩니다. 흡연실이 있는 경우에는 재떨이 등의 주변을 매우 주의해야 합니다.

또한 탕비실도 불특정 다수의 사람이 이용하기 때문에 전기포트 버튼이나 손잡이, 서랍 손잡이 등이 포인트입니다. 화장실에서는 변기나 화장지 홀더, 변기 수조 손잡이, 문의 손잡이, 수도꼭지 등도 주의해야 할 소독 포인트가 됩니다.

승강기의 누름 버튼, 승강기 내에서도 행선지 층의 버튼은 접촉할 기회가 많습니다.

이러한 공유 공간의 소독은 물론이고, 또한 외근 후 회사에 돌아온 경우에는 반드시 입구에서 손 소독을 하는 습관을 들여 주세요.

식사 전후나 화장실 사용 후 손 소독도 필수적인 위생 관리에 도움이 됩니다. 또한 공동 화장실의 소독에 대해서는 26페이지를 참조해 주세요.

간과하기 쉬운 것이 공유 공간의 접촉 감염

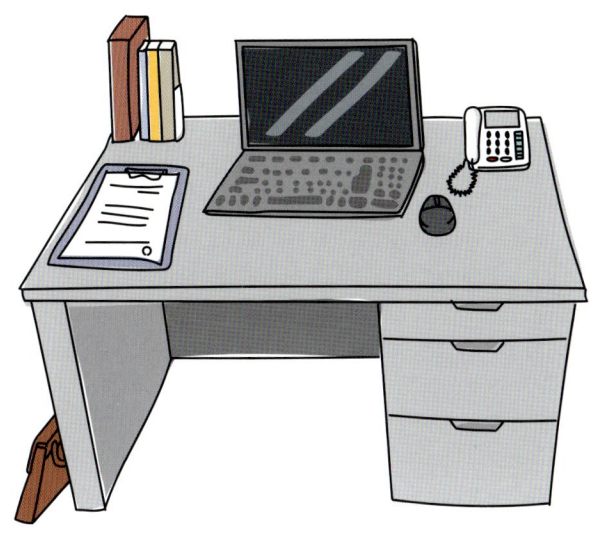

개인 공간

개인 공간은 손이 자주 닿는 키보드, 마우스, 전화 수화기 등을 각자가 소독하자. 이들을 만진 후에 눈이나 코를 만지지 않도록 유의하는 것도 중요하다.

불특정 다수의 사람이 접촉하는 테이블, 의자, 승강기의 누름 버튼 등은 간과하기 쉽다. 닿은 후에는 손 소독에 유의하자.

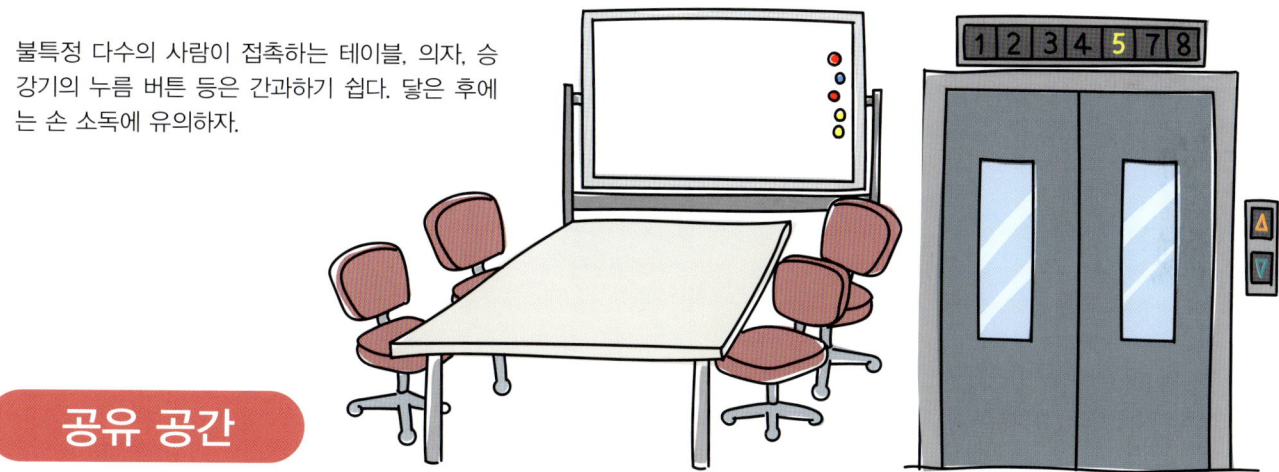

공유 공간

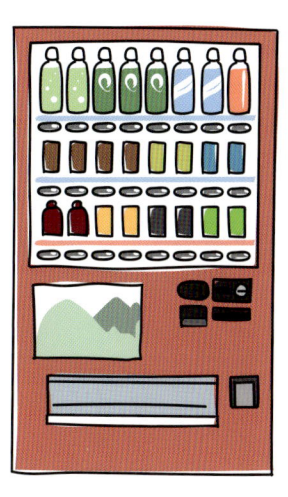
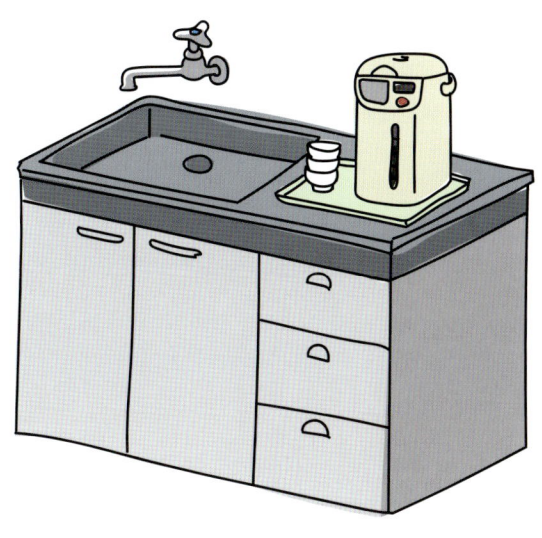

휴식 공간도 바이러스에는 좋은 환경이다. 불특정 다수의 사람이 접촉하는 장소에 닿는 횟수는 가급적 최소한으로 하고, 닿았으면 손 소독을 한다.

⑥ 【학교에서 감염 대책】
등교 전에는 건강 상태 체크, 학교에서도 3밀을 피하고, 환기, 공용 부분의 철저한 소독

등교 재개 가이드라인을 참고로 감염 대책을

학교의 소독 대책이라고 해도 초등학교에서부터 대학까지, 학생 수와 건물의 크기, 수업 형태 등은 다양합니다. 같은 초등학교로 비교해도 공립교와 사립교에서는 수업 스타일도 다르고, 원격수업이나 온라인 수업을 도입하고 있는 학교도 적지 않습니다.

학교는 기본적으로는 집단 학습의 장이기 때문에 수업 재개에 있어서는 학생, 직원, 보호자를 포함한 청소나 소독에 대한 마음가짐이 필요합니다.

교육부가 공표한 '신종 코로나바이러스 감염증에 대응한 학교 재개 가이드라인'에서는 등교 시에는 매일 체온 체크와 몸 상태 등의 건강 관찰 기록의 제출, 기침 에티켓으로 마스크 착용이 권장되고 있습니다.

==또한 밖에서 교실에 들어올 때, 급식 배식 전, 식사하기 전후, 화장실 사용 후, 특별활동 전후 등과 같은 타이밍에 손 소독과 손씻기가 중요합니다. 손을 씻은 후에는 본인 전용의 수건이나 손수건으로 손을 닦습니다. 친구와 공유하지 않는 것이 원칙입니다.==

또한 밀폐, 밀집, 밀접의 3밀을 피하기 위해 다음과 같은 지도가 제안되고 있습니다.

학교에서 3밀 대책

❶ **밀폐 공간** : 수업과 수업 사이의 쉬는 시간에는 교실 창문을 모두 열어 환기를 한다.
❷ **밀집 장소** : 자리와 자리 사이를 1~2미터 벌린다, 음악실 등의 밀실에서 합창 등 집단 연습을 하지 않는다.
❸ **밀접 상황** : 마스크를 착용한다, 급식은 각자 칠판을 향해 앉는다, 이야기를 하지 않고 조용히 먹는다, 밀접하게 되는 운동이나 작업을 하지 않는다, 운동회, 학예회, 수학여행 등의 집단 작업이 필요한 행사를 하지 않는다.

청소 포인트는 코로나 후에도 도움이 된다

3밀 대책 이외에 학생이나 직원이 공동으로 사용하는 장소의 청소 포인트를 확인합시다.

- **교실 청소** : 교단, 학생의 책상, 스위치, 문손잡이, 정리선반, 창틀, 창문 열쇠 등
- **복도와 계단 청소** : 창틀과 창문의 열쇠, 조명 스위치, 사물함, 계단 난간, 수도꼭지 등
- **화장실 청소** : 변기, 물내림 레버, 화장지 홀더, 문의 손잡이와 열쇠, 조명 스위치, 수도꼭지, 난간 등의 장소를 청소하는 경우에는 반드시 창문을 엽니다. 청소 당번은 장갑과 마스크를 착용하고, 소독액이 들어 있는 전용의 양동이를 사용합시다. 그리고 오염도가 적은 문의 손잡이 등에서부터 걸레질을 시작하는 것도 요령이며, 평소에 청소할 때 이러한 소독의 지혜를 습관화해 주세요.

접촉 감염을 막자

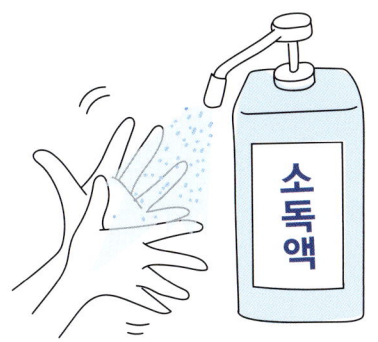

공유 공간에 접촉한 전후에는 손 소독을 빠뜨리지 않는다.

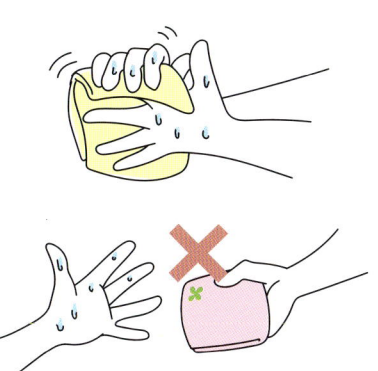

본인 전용의 수건을 사용하고, 친구에게 빌려주지 않는다.

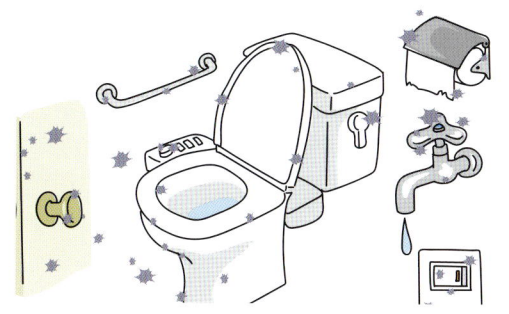

공유 공간의 소독은 특히 정성들여 한다.

비말 감염을 막자

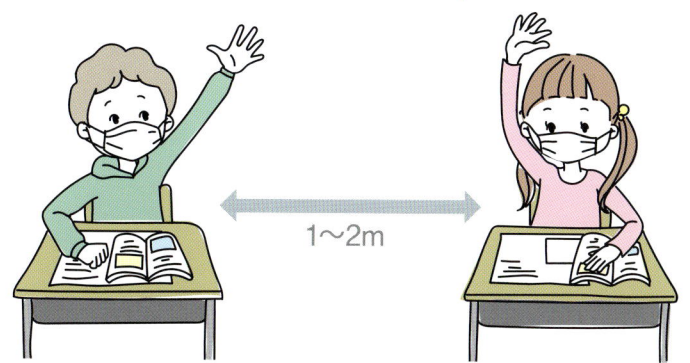

자리와 자리 사이는 1~2미터의 간격을 벌린다. 마스크를 착용한다.

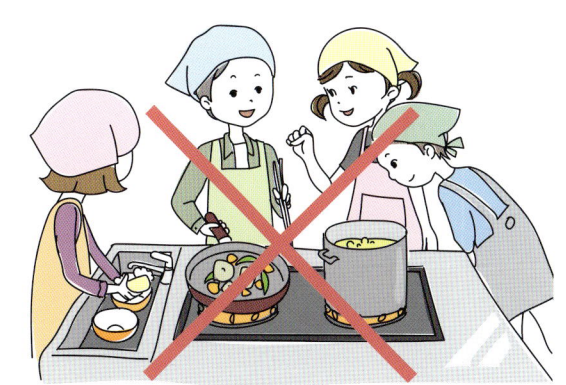

밀접해지는 조리 실습 등의 작업이나 운동은 하지 않는다.

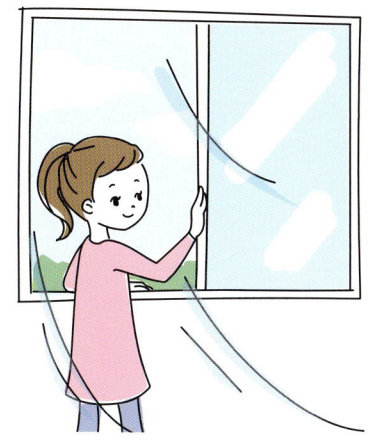

각 수업이 끝나면, 교실의 모든 창문을 열어 환기를 한다.

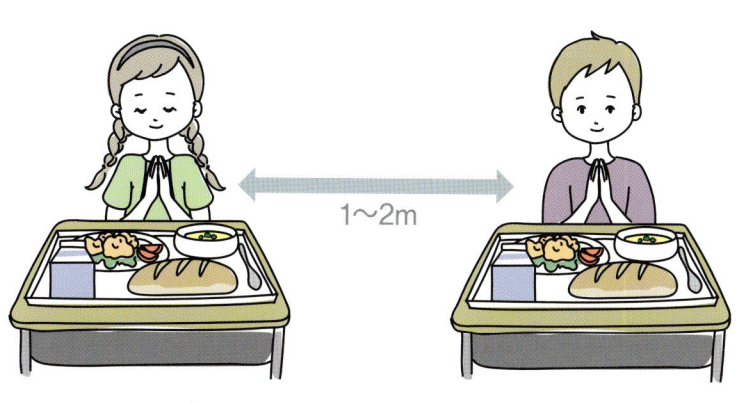

식사는 칠판 쪽을 향해 조용히 먹는다.

【외식 시의 감염 대책】
식중독, 접촉 감염, 비말 감염의 세 가지 예방에 유의하면서 현명한 방법으로 식사하자

음식물과 환경의 양쪽에서 예방한다

카페, 점심이나 저녁식사, 회식, 파티, 숙박시설 등에서 외식을 할 때에는 무엇을 주의하면 좋을까요?

그것은 '지혜롭게 먹는다'라고 하는 것입니다. 그 포인트는 다음의 세 가지가 됩니다.

❶ 식중독을 예방한다

음식물을 섭취하는 것으로 발생하는 중독을 식중독이라고 하며, 세균이나 바이러스, 자연독(복어독, 독버섯 등), 화학물질(에탄올) 등이 원인이 되어 일어납니다.

그 중에서도 세균과 바이러스가 원인이 되는 식중독이 발생 건수나 환자 수의 90% 이상을 차지하는 것으로 알려져 있습니다. 고온으로 세균의 증식이 활발해지는 초여름부터 초가을에는 차가운 음식이 맛있기 때문에 가열하지 않고 먹는 일이 많으므로 장관출혈성 대장균(O-157)이나, 캄필로박터 감염증 등의 세균성 위장염이라고 하는 식중독이 일어나기 쉽습니다. 건수는 줄어들고 있지만, 계란이 원인이 되는 살모넬라 식중독에도 주의가 필요합니다. 보통 세균에 의한 식중독은 몇 십만~100만 개의 세균이 부착된 음식물 섭취로 일어나는 반면, 이들 균은 적은 균수로 강한 감염력을 갖고 있기 때문에 100개 정도의 균이 부착된 음식물을 섭취하는 것만으로 발병하고 심각해지는 경우가 있습니다.

또한 가을부터 겨울에 걸쳐서는 노로바이러스에 의한 식중독이 발생합니다. 굴 등의 쌍각류나 생선회, 생채소와 과일이 원인이 됩니다. 장관출혈성 대장균과 노로바이러스는 식품 섭취 이외에도 환자의 대변, 조리기구, 손을 통해 2차 감염을 일으키는 것으로 밝혀져 있습니다. ==세균은 75℃ 이상의 온도에서 1분 이상 가열하면 사멸한다고 알려져 있으므로 생야채 샐러드, 생고기나 가열이 불충분한 닭고기나 간을 피하고 불고기 등은 고기의 중심부까지 충분히 가열해 먹읍시다.==

❷ 물건 → 사람에 대한 접촉 감염 예방

손을 통해 2차 감염을 일으키는 접촉 감염에도 주의가 필요합니다. 정식집 등의 조미료나 수저통, 뷔페식당의 요리 뚜껑, 집게, 서빙 스푼, 드레싱 등은 불특정 다수의 사람이 만지는 것입니다. 감염자가 있을 경우 삽시간에 확산되어 버립니다. 이들에 닿기 전에는 손 소독을 유의하고, 그릇에 담은 후에도 빵 등을 손으로 먹는 경우도 있으므로 손씻기나 알코올 소독 후 먹으면 좋을 것입니다.

❸ 사람 → 사람에 대한 비말 감염 예방

호흡기 감염증 인플루엔자나 신종 코로나바이러스는 기침이나 재채기, 대화에 의한 비말 감염 위험도 큽니다. 레스토랑이나 카페에서 마주 보고 앉는 것을 피하고, 카운터석 등을 선택해 떨어져 앉는다는 마음가짐도 필요합니다.

접촉 감염

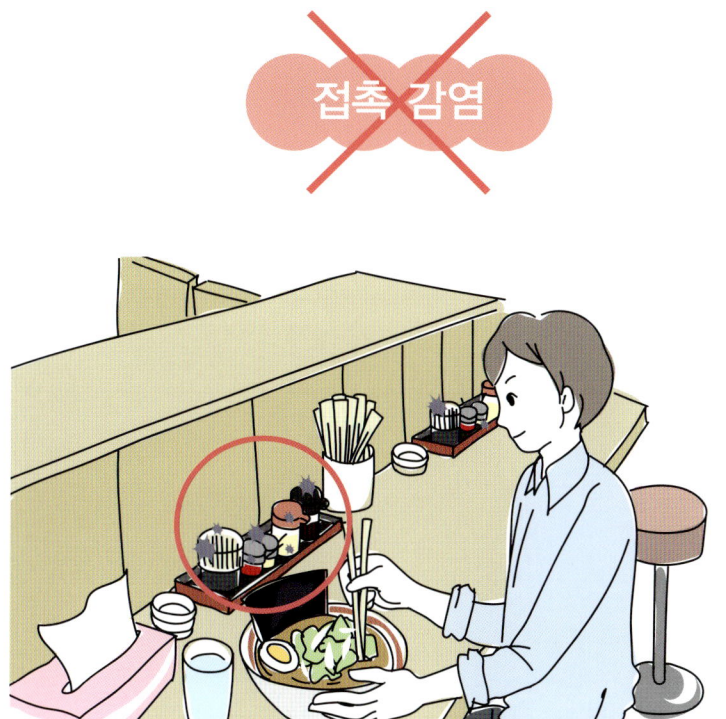

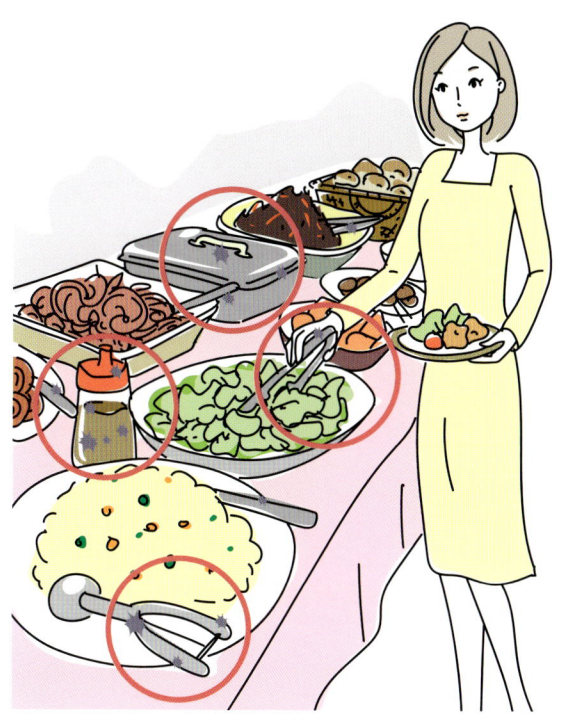

외식 시 대중음식점이나 분식집에서 불특정 다수의 손님이 만지는 조미료, 수저통 등은 감염증이 유행할 때는 주의한다. 만진 손으로 눈이나 코, 입을 만지지 않도록 한다.

집단 감염의 발단이 될 수도 있는 뷔페식당의 경우 집게나 그릇 뚜껑 등의 비품은 많은 사람이 접촉해 접촉 감염의 위험이 높다. 요리를 접시에 담은 후에는 손을 알코올 소독하고 나서 식사하면 된다.

비말 감염

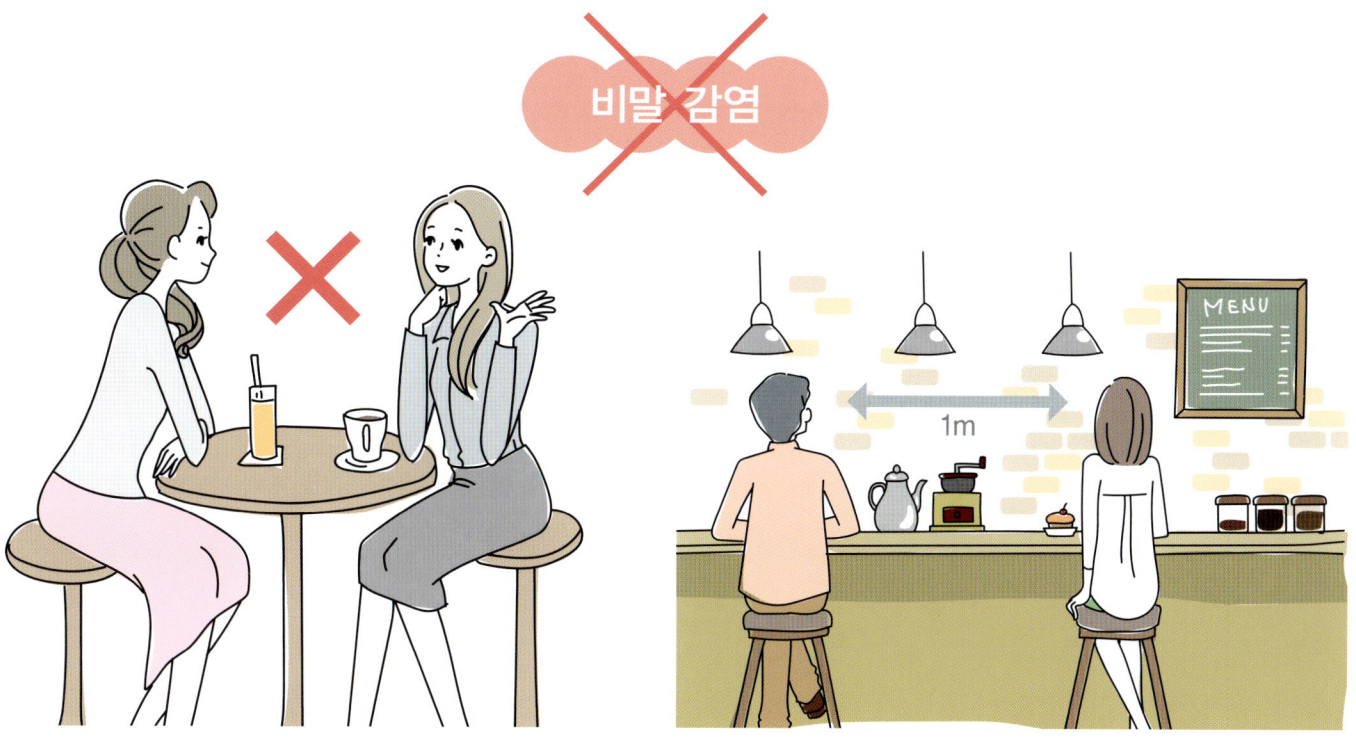

가까이서 이야기하는 것은 비말 감염의 위험이 크다. 감염증이 유행하는 시기에는 최대한 피하자.

카페, 레스토랑 등에서는 가급적 마주 보지 않는 카운터석 등을 선택하고, 옆 사람과는 가능하면 1미터 이상 떨어져 앉는다.

8 【가정 내의 감염 대책】
세정→소독이 기본. 공유 부분의 소독을 철저히 한다. 소독액의 사용법도 포인트

가족의 공유 부분은 청소, 소독의 중점 장소

여기에서는 가정 내 공유 부분의 소독법에 대해 설명합니다.

바이러스는 물건에 부착해 몇 시간~며칠간 생존합니다. 손으로 만지는 빈도가 높은 문고리, 손잡이, 난간, 리모컨, 키보드, 스위치, 전화기(스마트폰), 충전기, 테이블과 같은 공유 부분의 소독은 감염증이 유행하는 시기에는 특히 유의해 주세요.

또한 화장실이나 세면대, 욕실도 바이러스나 균이 남기 쉬운 장소이므로 자주 소독하는 것을 유의해 주세요.

소독액을 구분해 사용한다

신종 코로나바이러스의 영향으로 마스크와 마찬가지로 소독용 알코올도 구하기 힘들어졌습니다. 또한 차아염소산수, 차아염소산나트륨액이라는 말도 자주 듣게 됐습니다.

소독액에 관해 Infodemic(진위 정도를 모르는 가짜 정보)도 나돌고 있으므로 여기서 제대로 설명해 둡시다.

저는 가정 내에서 사용하는 소독액에 대해서는 소독용 알코올액(70~80% 이상)', '차아염소산나트륨', '계면활성제(중성세제나 비누)'의 세 가지로 충분하다고 생각하고 있습니다. 그리고 포인트는 세 가지입니다.

① 병원체에 따라서는 효과가 있는 것과 없는 것이 있다. ② 인체에 사용해도 되는 것, 안 되는 것으로 나누어져 있으므로 오른쪽 페이지의 표를 참고로 한다. ③ 용액의 농도가 다르면 효과를 기대할 수 없으므로 농도를 지킨다.

다음으로 닦는 방법이지만, 바닥이나 테이블 등의 오염은 먼저 S자를 그리면서 한 방향으로 오염을 닦아 내어 세정합니다. 여러 번 같은 장소를 닦으면 병원체가 덧입혀져 버리기 때문에 주의해 주세요.

그 후 알코올 소독, 계면활성제, 차아염소산나트륨 등으로 소독해 주세요. 나트륨액을 만드는 법과 취급법에 대해서는 40페이지를 참고해 주세요.

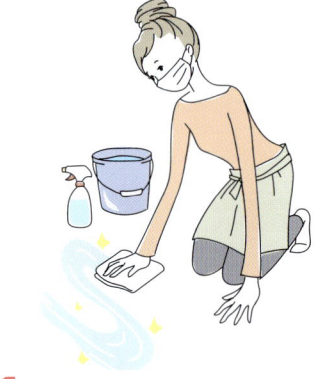

1 바닥 등은 먼저 S자를 그리면서 한 방향으로 오염을 닦아낸다. 그 후 소독한다.

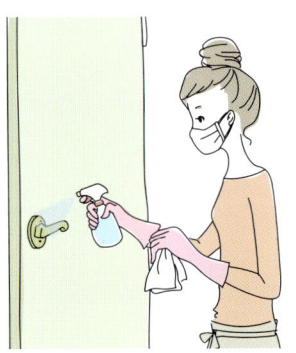

2 공유 부분은 자주 소독한다. 알코올 스프레이와 차아염소산나트륨액을 구분해 사용한다.

소독액의 특징·사용법과 청소법

소독약 성분	차아염소산나트륨액 (염소계)	소독용 알코올액	계면활성제 (중성세제, 비누)
소독액의 권장 농도	0.05~0.1%	70~80% 이상	상품 취급설명서 참조
유효한 병원체	모든 미생물. 엔벨로프 바이러스, 논엔벨로프 바이러스 모두에 유효(신종 코로나바이러스, 노로바이러스, 로타바이러스 등, 40페이지 참조).	일반 세균(MRSA 등), 결핵균, 진균, 엔벨로프 바이러스(신종 코로나바이러스 등)에는 효과적. 논엔벨로프 바이러스(노로바이러스, 로타바이러스 등)에는 효과 없음	엔벨로프 바이러스(신종 코로나바이러스 등)에는 효과적. 논엔벨로프 바이러스(노로바이러스, 로타바이러스 등)에는 효과 없음
소독할 수 있는 것, 장소	조리 및 식사에 관한 용구, 실내 환경(변기, 문고리 등), 의류, 시트, 놀이기구 등. 리넨은 0.1%에 30분 담가 둔 후 세척. 대변이나 구토물, 혈액을 닦아내는 경우	손, 놀이기구, 의류, 실내 환경(변기, 문고리 등), 가구	조리나 식사에 관한 용구, 실내 환경(변기, 문고리 등), 가구, 의류
유의점	산소계인 것과 섞지 않는다. 피부에 닿지 않게 한다. 금속제품은 부식될 우려가 있으므로 충분한 환기를 한다. 용액은 한 번에 다 쓰도록 한다. 원액은 햇빛이 닿지 않는 곳에 보관한다.	인화성이 있으므로 보관 장소에 주의한다. 탈지 효과 때문에 피부가 거칠어지기 쉽다. '무수에탄올'(농도 99% 이상), '에탄올'(95%), '소독용 에탄올'(80% 전후) 등으로 상품이 나누어진다. 메탄올은 연료용으로 극약이므로 사용해서는 안 된다.	소독용 알코올액을 사용할 수 없는 경우에 대용할 수 있다.

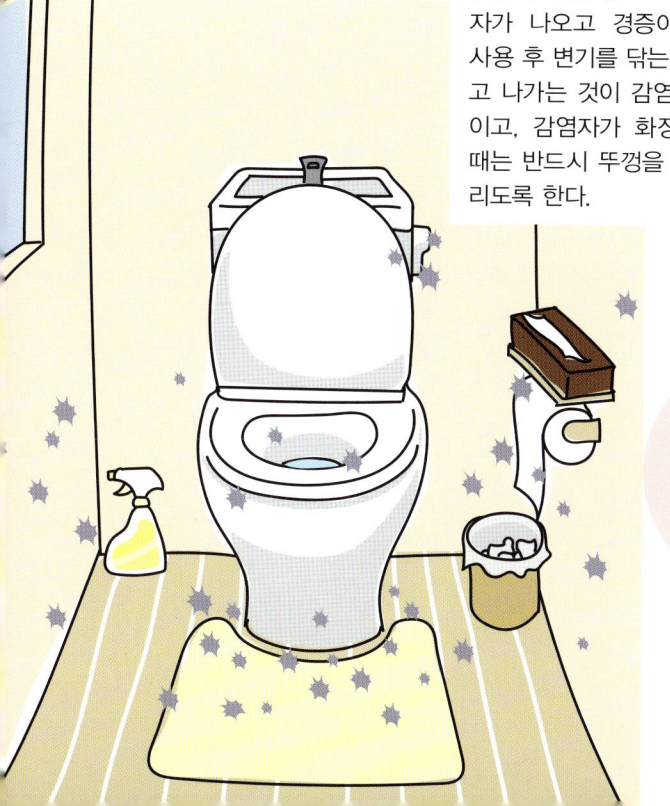

화장실은 더러워지기 쉽고, 감염 위험이 높은 장소이다. 만약 감염자가 나오고 경증이라면 화장실 사용 후 변기를 닦는 등 청소를 하고 나가는 것이 감염 예방의 요령이고, 감염자가 화장실을 사용할 때는 반드시 뚜껑을 덮고 물을 내리도록 한다.

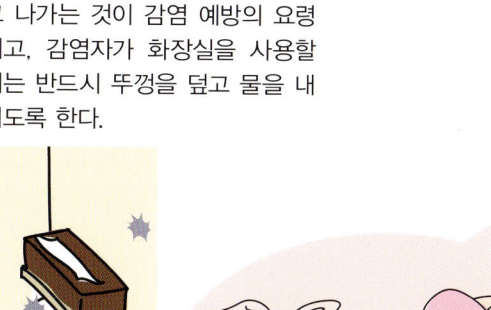

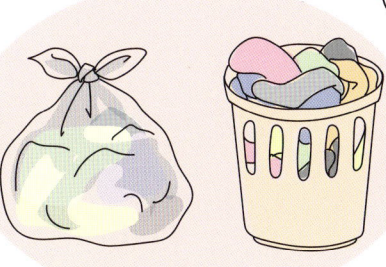

감염자의 세탁물은 분리해 세탁한다. 비닐봉지에 넣고 입구를 막아 보관하고, 다른 것과 분리해 세탁한다(고온 세탁이 가능하면 가장 좋음). 세탁하는 사람은 반드시 마스크와 고무장갑을 착용하고, 세탁 전후에 손을 씻는다.

⑨ 【귀가 시의 감염 대책】
현관은 '소독의 관문'이라고 생각해 가급적 집 안으로 바이러스를 가지고 들어오지 않는 방법을 궁리

현관은 '소독의 관문'. 소독을 습관화

쇼핑에서 귀가할 때의 현관 소독법에 대해서는 20페이지에서 소개했지만, 직장, 학교나 학원, 병원이나 클리닉, 돌봄 서비스, 기타 여러 곳의 외출 등 외출지에서 귀가했을 때의 소독은 매우 중요합니다.

그 이유는 현관은 외부로부터 바이러스가 침입하지 않게 하는 관문이라고 할 수 있는 장소이기 때문입니다. 현관은 '소독의 관문'이라고 생각하고 귀가 시의 소독을 습관화하도록 합시다.

또한 거주하는 가족 모두가 바이러스 감염 예방에 관한 공통 의식을 가지고 있지 않으면, 눈에 보이지 않는 바이러스는 집 안으로 삽시간에 침입해 버립니다. 그러므로 현관에는 소독 스프레이나 알코올 젤을 준비해 두고, 귀가하면 우선 손 소독을 하는 동시에, 외출지에서 노출된 코트나 재킷, 가방 등도 집으로 가지고 들어가기 전에 알코올 스프레이로 소독합시다. 감염증이 유행하는 계절(45페이지 참조)에는 특히 주의해 주세요.

부모가 자녀에게 모범을 보인다

여러 환자들과 접하는 우리 의사들은 귀가 시에 손씻기, 목욕, 옷 갈아입기 등의 작업을 방에서 쉬기 전에 끝내는 습관을 몸에 붙이고 있습니다.

현관에서 소독을 마쳤다면 다음은 손씻기, 양치질 등 자신의 몸을 소독합니다. 바이러스는 피부나 머리카락, 안경 등 몸 주변에 부착해 있을 가능성이 있기 때문에 가급적 식사 전에 목욕을 마치고 안경 등의 몸 주변품의 소독도 마쳐 주세요.

이러한 생활 동선의 수정은 가족 모두가 철저히 하는 것은 어려울지도 모릅니다. 하지만 아버지가 자녀에게 모범을 보여줌으로써 가족 모두에게 정착시킬 수 있지 않을까요?

식탁에 앉는 법도 수정하자

감염증이 유행하고 있는 시기의 식사 시에는 테이블에 둘러앉지 말고, 가족 각자가 TV나 벽 방향을 향해 앉아 주세요. 방의 넓이에 따라 다르지만, 1~2미터의 거리를 떨어지는 것이 좋습니다. 식사 시에는 비말 감염의 위험이 크기 때문에 식사 전에 손씻기를 하고, 대화는 자제하는 것도 매너 중 하나입니다.

또한 스마트폰이나 태블릿을 보면서 식사하는 사람도 상당히 많다고 생각하지만, 바이러스가 묻어 있을 가능성도 있으므로 식탁에 스마트폰이나 태블릿을 두는 것은 좋지 않습니다.

충분한 수면도 감염증에 걸리지 않도록 면역력을 향상시키는데 중요하고, 자기 전에 스마트폰을 하는 것은 수면 장애를 일으키기 쉽기 때문에 삼가세요.

외부의 바이러스는 현관에서 차단한다

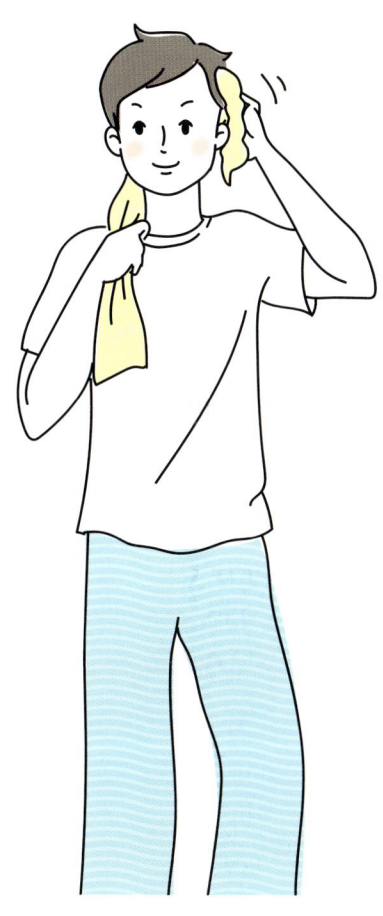

귀가 시, 현관에 알코올 스프레이를 준비해 두었다가 집에 들어가기 전에 소독한다. 바이러스는 접촉면에 잔존하고 있으므로 소독한 후에 옷장에 넣는다. 혹은 코트류는 현관 부근에 보관장소를 마련한다.

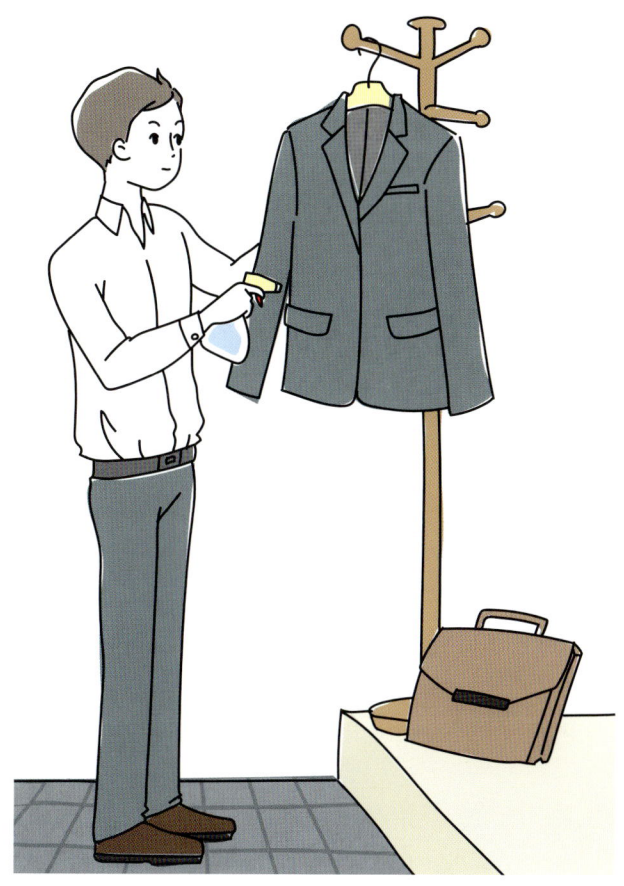

귀가하면 가급적 몸의 더러움은 목욕으로 바로 씻어 버리자. 머리카락에도 바이러스는 부착해 있으므로 식사, 모임 전에 목욕을 하는 것이 좋다.

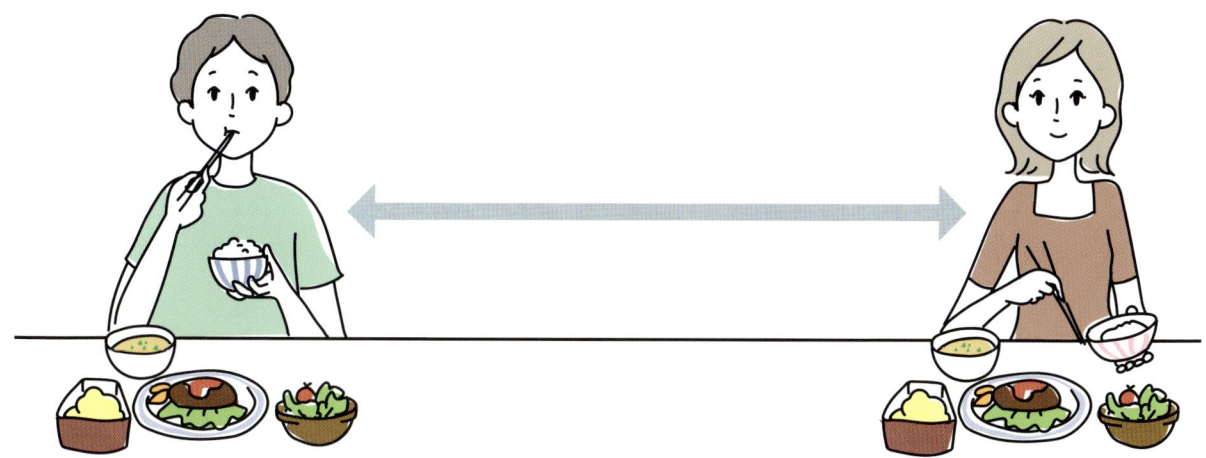

바이러스 감염의 위험을 낮추기 위해서는 마주 보고 하는 식사는 가정에서도 엄격하게 금한다. 같은 방향을 향해 앉고, 식사는 나누어 먹는 것이 아니라 각자의 그릇에 담아 먹는다.

【감염자가 나왔을 때의 대책】
가정 내 감염의 예방에는 감염자와 공간을 분리하고, 공기의 흐름에 주의해 환기시킨다

가족 중에 감염자가 생겼을 때

인플루엔자, 노로바이러스 등 만약 가족 중에서 감염자가 나온 경우 다른 가족에게 감염시키지 않기 위해서라도 위생 면에서는 특히 신경 쓸 필요가 있습니다.

사실 신종 코로나바이러스의 가장 큰 감염 경로는 가정 내 감염으로 알려져 있습니다. 간호하는 측이 포기해 버리지 않기 위해서라도 포인트를 억제해, 하루라도 빨리 회복할 수 있도록 환경을 정비해야 합니다.

먼저 가족에게 감염 증상이 나타난 경우에는 병원이나 독실에서 지내게 하는 것이 원칙이라고 알아 둡시다. 독실이 무리라면, 커튼 등으로 칸막이를 하는 것이 좋습니다. 특히 체력이 약한 사람과는 생활의 거리를 둘 수 있도록 궁리를 해주세요.

감염자가 있는 방에서는 모두가 마스크를 착용하고, 철저한 손 위생이 필요합니다. 바이러스에 의한 비말 감염, 접촉 감염의 위험을 최소화하기 위해 간호자는 철저한 손씻기를 실천할 수 있고 감염되더라도 증상이 심각해지지 않을 면역력이 높은 사람을 선택합니다. 그리고 간호자는 마스크 이외에도 장갑을 착용하고, 감염자와 몸이 접촉하는 일이 있으면 비닐제 비옷 등을 이용해 감염 대책을 지키세요.

특히 노로바이러스 등에 걸렸을 때 등은 배설물이나 구토물로부터 비말 감염의 위험이 높습니다. 환자가 있는 방은 물론이고, 공유로 사용하는 화장실은 감염자 자신이 건강하면 손을 댄 장소는 소독하고, 변기 뚜껑을 닫고 물을 내리도록 하면 세정에 의한 비말을 방지할 수 있습니다.

환자의 목욕은 좋지 않을 것이라고 생각하기 쉽지만, 샤워나 욕탕에 들어갈 체력이 있다면 몸을 위생적으로 유지하기 위해 들어가도 괜찮습니다. 그 때는 가족 중에서도 가장 마지막에 목욕탕을 사용하도록 합시다.

공유 화장실, 욕실, 탈의실 등은 40페이지에서 소개하고 있는 차아염소산나트륨액으로 소독하면 됩니다.

방의 환기도 중요

병원 내에서 감염증 환자를 입원시키는 경우에는 병원 내 감염을 방지하기 위해서도 다른 방에 바이러스를 포함한 공기가 새지 않도록 음압 시스템을 사용하는 경우가 있습니다. 이것은 공기가 무거운 쪽에서 가벼운 쪽으로 흐르는 원리를 이용한 것입니다.

중요한 것은 방은 하루에 여러 번, 창문을 열고 바깥 공기를 넣는 환기를 하는 것입니다.

간호를 받는 사람이 고령자인 경우, 감염 위험을 낮추기 위해서라도 방문을 닫고 경계를 만들어 공기의 흐름을 차단하고, 정기적인 환기를 실시합니다. 이와 같이 주변의 가족이 방의 공조를 배려하는 것도 중요한 감염증 대책 중 하나입니다.

청결에 유의하고, 공기의 흐름에 주의

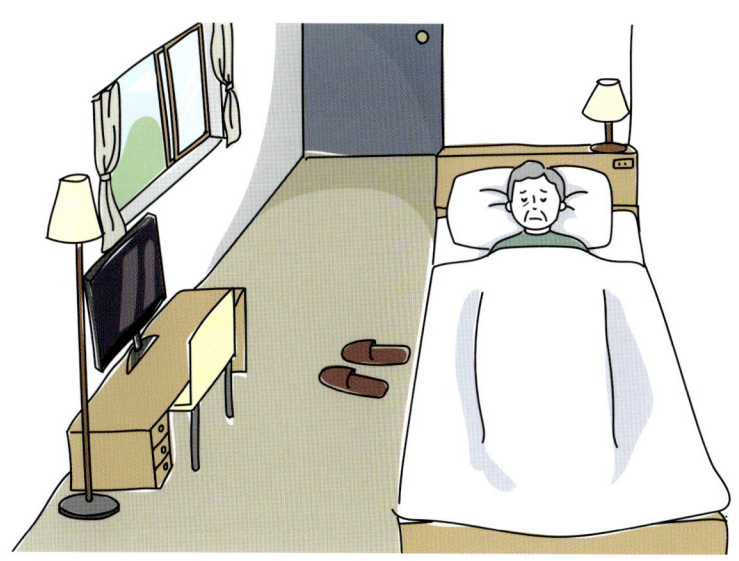

가족 중에서 감염자가 나오면, 방을 나누어 문으로 공기 흐름을 차단한다. 방을 나누어 격리하는 것이 무리라면 커튼이나 칸막이를 설치한다. 또한 별실의 공기가 흐르지 않도록 환기를 한다.

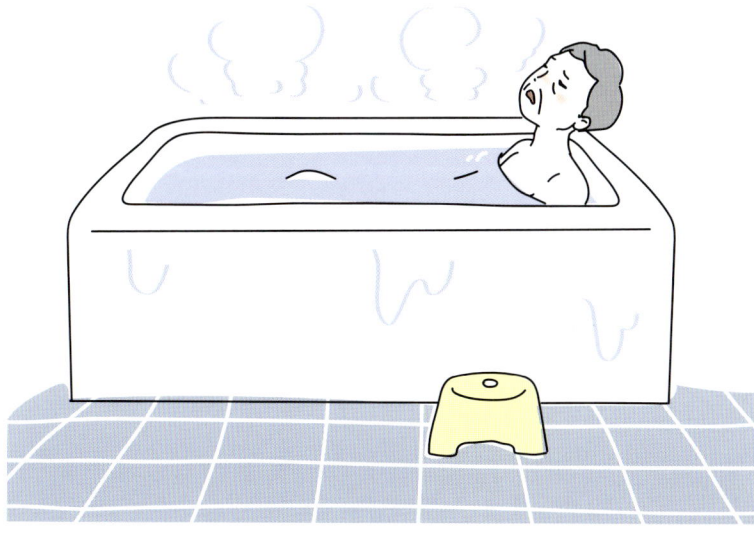

감염증에 걸렸다고 목욕해서 안 되는 것은 아니며, 몸을 깨끗하게 하는 것도 중요하다. 체력이 있다면 장시간의 목욕은 피하고 짧은 시간 동안 입욕이나 샤워를 한다. 이 경우 감염자는 가장 마지막에 입욕해야 한다.

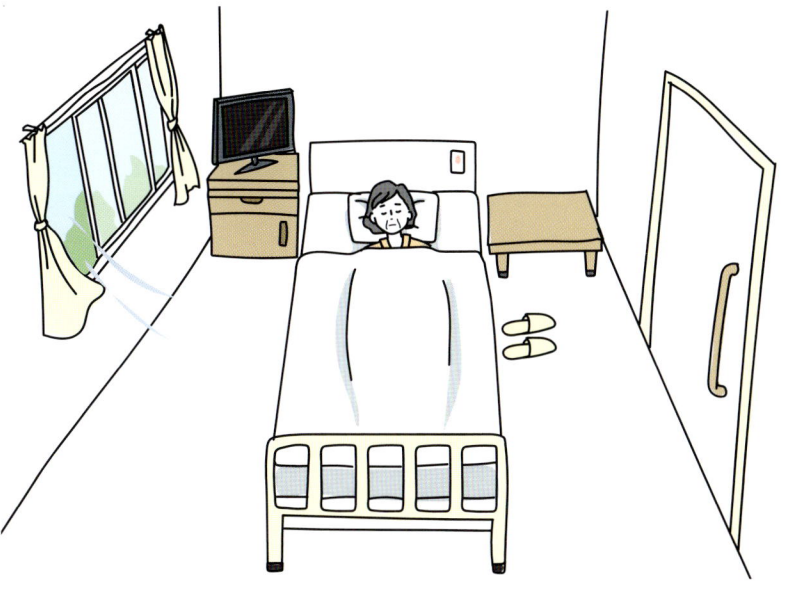

면역력이 약해진 노인을 간호하고 있다면 가족이 위생 면에 주의한다. 방을 나누고 문을 닫는 것으로 다른 방과의 공기를 차단, 바이러스가 들어오지 않게 한다. 손이 닿은 곳의 소독을 가족이 신경 쓰도록 한다.

Part 3
바이러스를 얼씬도 못하게 한다! 지금 바로 집에서 직접 만드는 마스크&소독액

손바느질로 할 수 있다!
수건 마스크를 만들어 재사용한다

수건은 마스크에 딱 좋은 소재입니다. 수건 1장으로 2장의 마스크를 만들 수 있고 손바느질로도 간단히 만들 수 있습니다.

재활용할 수 있는 친환경 마스크를 만들자!

세계적으로 마스크 부족이 문제가 되고 있습니다. 구하기 어려울 때는 주변에 있는 수건으로 마스크를 만들어 봅시다. 서지컬 마스크와 같은 감염 예방 효과는 검증되지 않았지만, 사회적 거리를 유지할 수 없을 때 기침 에티켓을 지키기 위해서도 편리합니다.

수건은 바느질하기 쉬워 손바느질로도 만들 수 있으므로 다음 페이지의 만드는 법을 참고해 당신만의 마스크를 만들어 주세요.

천 마스크도 일회용 마스크와 마찬가지로 매일 세탁한 것을 사용하도록 하세요. 수건의 길이에 따라 다르지만, 34×90센치미터의 수건이라면 2장을 만들 수 있습니다. 마스크 세탁법은 39페이지를 참고해 주세요.

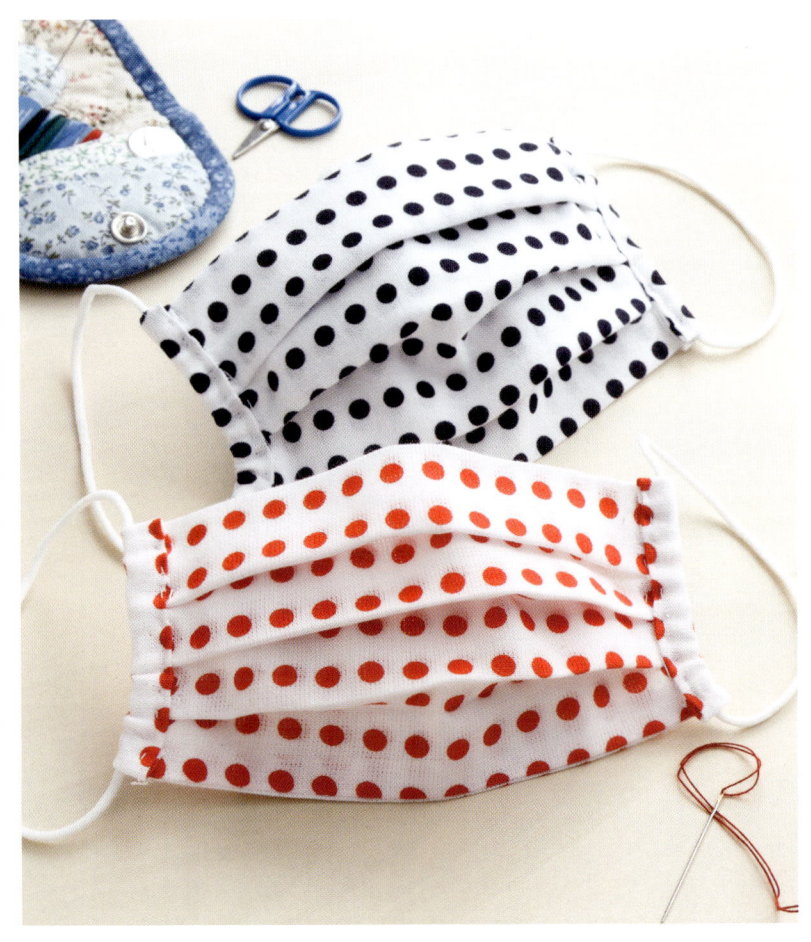

수건 마스크의 재료와 바느질법

완성 사이즈
M사이즈 14.5cm×9cm
L사이즈 16.5cm×10cm

준비할 것
ML사이즈 공통(1장 분량)
수건 40cm×22cm
(도안과 같이 각각 자른다)
마스크 고무줄 M사이즈 25cm×2개
　　　　　　　L사이즈 30cm×2개
가위, 바느질 실, 바느질 바늘, 다리미

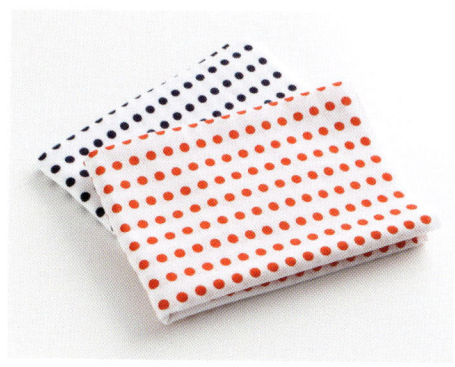

도안

본체 1장
M 16cm
L 17cm
M 14.5cm
L 16.5cm

가장자리천 2장
M 11cm
L 12cm
4cm

바느질법

● 본체 바느질 방식
반박음질 꿰매기로 바느질한다.

반박음질 꿰매기

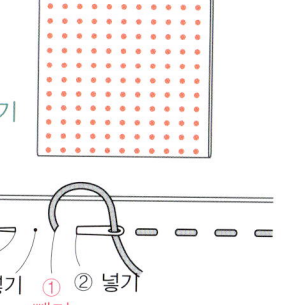

③ 빼기　④ 넣기　① 빼기　② 넣기

● 옆 마무리 방식
물결 꿰매기(러닝 스티치)로 바느질한다.

러닝 스티치

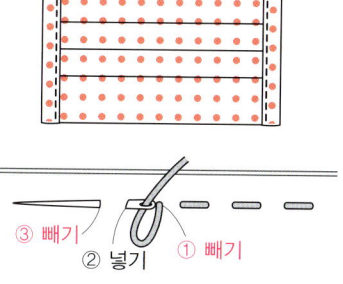

③ 빼기　② 넣기　① 빼기

● 주름 접는 법
● =M 3cm　■ =M 1.5cm
　 L 3cm　　 L 2cm

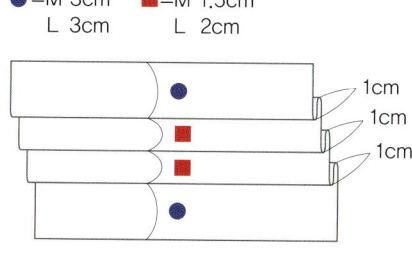

1cm
1cm
1cm

※ 사용하는 천에 따라 오차가 생기는 경우도 있으므로 조정해 주세요.

Point
마스크는 딱 맞는 사이즈로 선택합시다. 틈새가 있으면 바이러스가 침입하기 쉬워집니다. 길이와 폭을 조정해 자신에게 맞는 사이즈를 정하는 것이 좋습니다(사이즈 재는 방법은 15페이지 참조).

수건 마스크 만드는 법

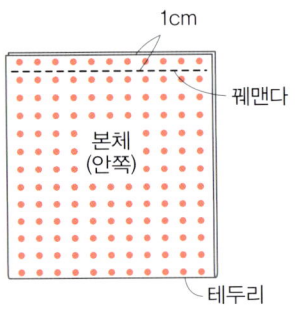

1 천의 바깥끼리 맞추고, 위쪽 1cm를 꿰맨다.

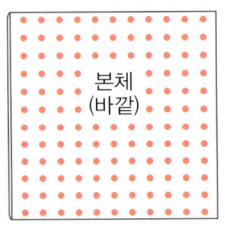

2 바깥으로 뒤집어 다림질을 한다.

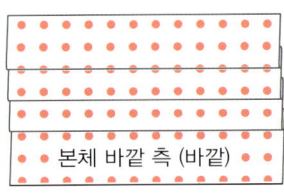

3 주름을 접는다(앞 페이지의 주름 접는 법 참조).

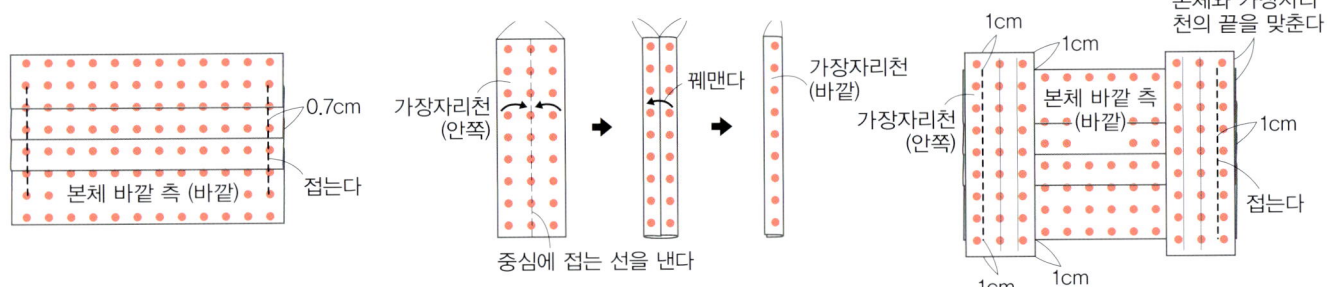

4 주름을 임시 고정한다.

5 가장자리천을 접어 접는 선을 낸다.

6 가장자리천을 본체의 끝에 맞추어 꿰맨다.

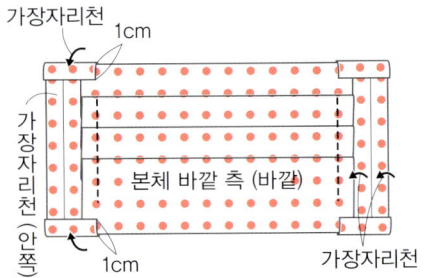

7 뒤집어 가장자리천의 위아래를 1cm 접는다.

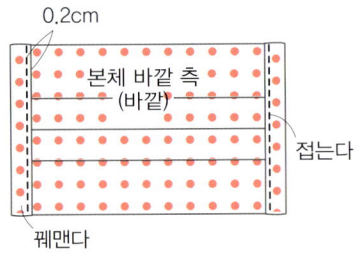

8 가장자리천을 본체의 크기에 맞춰 접고, 바깥으로 뒤집어 꿰맨다.

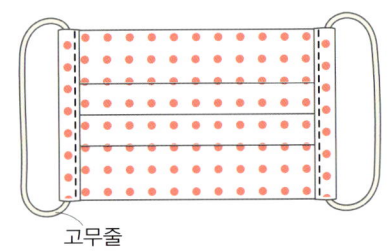

9 고무줄을 넣어 완성한다.

천 마스크 세탁법

마스크가 부족할 때 천 마스크는 반복해서 사용할 수 있어 편리합니다. 천 마스크 세탁법을 소개합니다. 천 마스크의 세탁법은 크게 2단계로 나누어집니다. 단, 부직포 마스크나 우레탄 마스크에는 응용하지 마세요.

준비할 것

- 사용하고 난 마스크
- 의료용 세제
- 염소계 표백제
- 깨끗한 타월
- 세면기(큰 통)
- 고무장갑(부엌용 장갑)
- 세탁 집게

Point

- 마스크는 다른 사람의 마스크와 함께 세탁하지 않는다.
- 염소계 표백제를 사용할 때는 고무장갑을 사용한다.
- 세탁액의 비말이 닿지 않도록 처리하고, 물을 버릴 때도 주의한다.
- 세탁 후에는 충분히 손을 씻는다.
- 마스크를 말릴 때는 수축되는 것을 막기 위해 건조기는 사용하지 않는다.

1 단계 ▸ 세제로 씻는다

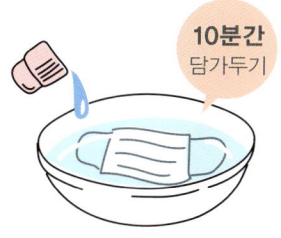

1 세면기에 물을 채우고 표준 농도의 의류용 세제(사용량의 기준에 따라 세제를 물에 녹인 것)를 넣었다면 천 마스크를 넣고 그대로 10분간 담가둔다.

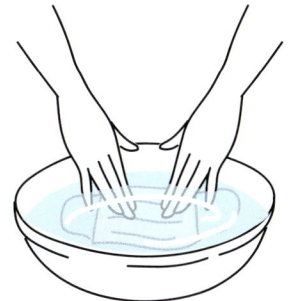

2 10분이 지나면 천 마스크를 가볍게 눌러 빤다(천 마스크의 섬유가 손상될 가능성이 있기 때문에 문질러 빨지 말 것).

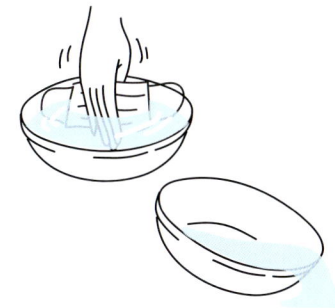

3 세면기의 물이 튀지 않도록 버리고, 새로운 물을 받아서 천 마스크에 묻은 세제를 헹군 다음 물을 천천히 버린다.

2 단계 ▸ 염소계 표백제로 씻는다

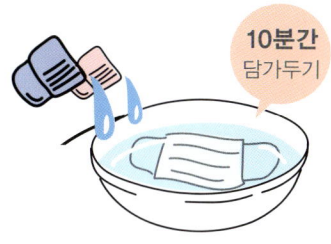

4 세면기에 새로운 물을 채우고 염소계 표백제를 넣는다(1L의 물에 대해 15mL의 염소계 표백제가 기준). 천 마스크를 넣고 10분간 담가둔다.

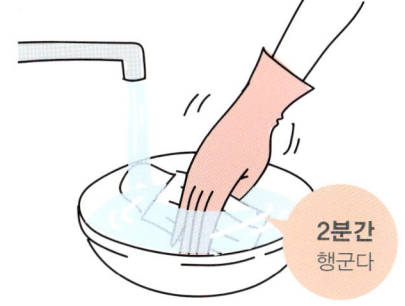

5 10분이 지나면 천 마스크를 가볍게 눌러 빤다. 세면기의 물을 천천히 버리고 새 물을 넣어 천 마스크를 헹군다. 이것을 2회 한다.

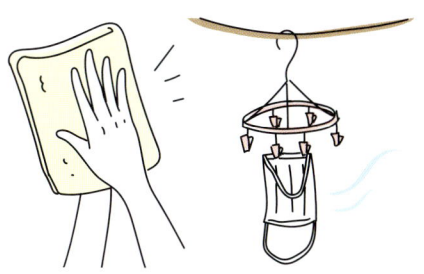

6 깨끗한 타월에 마스크를 사이에 끼우고 두드려서 수분을 제거하고, 모양을 잡아 그늘에서 말린다.

약국에서 구할 수 있다!
수제 소독액 '차아염소산나트륨액'을 만들어 주변의 물건을 소독하자

무서운 바이러스로부터 주변 물건의 오염을 방지하기 위해서는 차아염소산나트륨액의 사용법을 알아두면 소독 효과를 높일 수 있습니다.

신종 코로나바이러스나 노로바이러스에도 효과적

바이러스에 의한 접촉 감염을 방지하기 위해서는 비누나 핸드워시를 사용하여 철저한 손씻기가 기본이지만, 우리가 손으로 만지는 주변 물건의 소독도 중요합니다. 감염자로부터 비산된 바이러스는 몇 시간 동안 물체의 표면에 부착한 채로 살아남을 가능성이 있다고 알려져 있습니다. 사람의 손이 자주 닿는 문손잡이나 테이블, 수도꼭지 등 물건의 표면을 소독해 두면 감염 예방에 도움이 됩니다. 신종 코로나바이러스의 감염 예방에는 '알코올 소독이 좋다!'라고 하는 뉴스가 나와, 약국에서도 알코올 소독 관련 상품을 구입하기 어렵게 됐습니다.

사실은 신종 코로나바이러스의 감염 예방에는 0.05% 이상의 '차아염소산나트륨액'도 일본후생노동성에 의해 권장되고 있습니다. 차아염소산나트륨액은 시판품인 락스(의류용 살균·표백제) 등의 염소계 표백제를 물에 희석해 만들 수 있습니다.

사실은 바이러스는 막 모양으로 싸여 있는지, 아닌지에 따라 '엔벨로프 바이러스'와 '논엔벨로프 바이러스'의 두 가지로 분류됩니다.

그리고 바이러스를 불활성화시키는 방법도 다르게 됩니다.

신종 코로나바이러스나 인플루엔자 바이러스는 엔벨로프(막)를 가진 엔벨로프 바이러스입니다. 이 막은 세제나 소독용 알코올, 차아염소산나트륨액으로 불활성화시킬 수 있습니다.

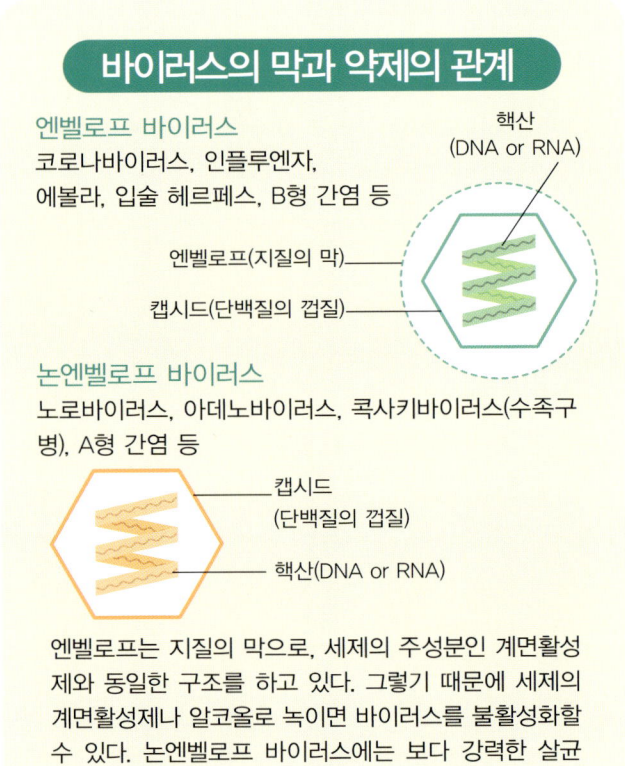

바이러스의 막과 약제의 관계

엔벨로프 바이러스
코로나바이러스, 인플루엔자, 에볼라, 입술 헤르페스, B형 간염 등

- 핵산(DNA or RNA)
- 엔벨로프(지질의 막)
- 캡시드(단백질의 껍질)

논엔벨로프 바이러스
노로바이러스, 아데노바이러스, 콕사키바이러스(수족구병), A형 간염 등

- 캡시드(단백질의 껍질)
- 핵산(DNA or RNA)

엔벨로프는 지질의 막으로, 세제의 주성분인 계면활성제와 동일한 구조를 하고 있다. 그렇기 때문에 세제의 계면활성제나 알코올로 녹이면 바이러스를 불활성화할 수 있다. 논엔벨로프 바이러스에는 보다 강력한 살균 효과가 있는 차아염소산나트륨액을 사용한다.

그런데 막이 없는 논엔벨로프 바이러스 쪽은 알코올 소독으로는 불활성화할 수 없습니다. 식중독으로 세상을 떠들썩하게 한 노로바이러스는 논엔벨로프의 타입입니다. 그러므로 가장 효과적인 것이 '차아염소산'이라고 알려져 있으며, 염소계 표백제를 물로 희석해 만드는 '차아염소산나트륨액'이나 '차아염소산수'가 이것에 해당됩니다. 이름은 비슷하지만, 양자는 다른 것으로 성질이나 취급법이 다릅니다.

차아염소산수는 시판품을 구입하게 되지만, 저는 소독 효과에 관해서는 한정적이라고 생각해 차아염소산나트륨액을 권하고 있습니다.

한 번에 다 사용하고, 주변품을 소독한다

차아염소산나트륨액을 만드는 법이지만, 시판 염소계 표백제, 물, 페트병을 준비합니다. 원액 농도 5~6%의 염소계 표백제를 희석해 사용하는 경우 500ml의 페트병 물 1개에 대해 원액 5ml(페트병 뚜껑 1컵)을 녹입니다. 반드시 장갑을 끼고 피부에 닿지 않도록 합시다.

만든 액은 종이타월 등에 적셔 문이나 테이블 등을 닦습니다. 그 후 물걸레질도 해주세요.

그리고 만든 액은 한 번에 다 사용할 수 있도록 해주세요. 또한 몇 가지 취급상의 주의점이 있으므로 오른쪽의 사항을 지키면서 안전하게 사용합시다.

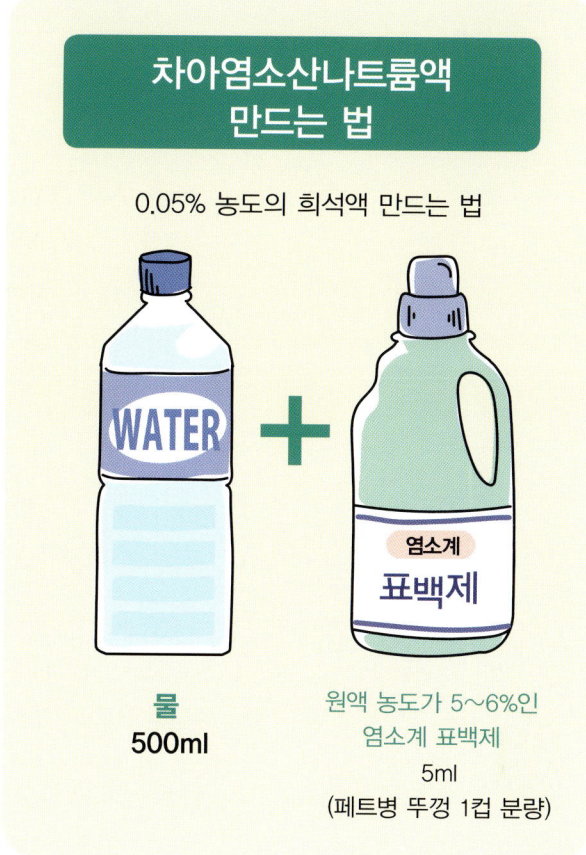

차아염소산나트륨액 만드는 법

0.05% 농도의 희석액 만드는 법

물 500ml + 원액 농도가 5~6%인 염소계 표백제 5ml (페트병 뚜껑 1컵 분량)

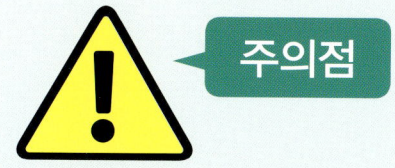

주의점

- 액을 피부에 묻히면 안 된다.
- 장갑을 낀다.
- 환기를 한다.
- 의류에 묻히지 않는다.
- 금속제품은 부식의 위험이 있다.
- 그날에 필요한 양만 만들어 다 사용한다.
- 잘못해서 마시지 않도록 라벨을 붙인다.
- 산성세제나 산(레몬, 비타민C, 식초) 등과 섞거나, 옆에서 사용해서는 안 된다(유해가스가 발생할 위험이 있음).
- 상품에 따라 염소 농도가 다르므로 표시 등을 확인한 후에 사용한다.
- 시판품의 산소계 표백제를 잘못해서 사용하지 않도록 한다.
- 오래된 상품은 염소 농도가 저하되므로 사용하지 말고, 구입에서 3개월 이내의 것을 기준으로 한다.

※ 피부가 약하신 분들은 취급에 주의해 주시고, 어린 아이들의 취급은 피해 주세요.

Part 4
감염증 전문의가 답한다
바이러스로부터 몸을 지키기 위한 소독 Q&A

신종 코로나바이러스에 관한 질문이나 그 외의 바이러스에 관한 질문에 답합니다.
감염의 위협은 신종 코로나바이러스가 수습됐다고 해도 또 언제 찾아올지 모릅니다.
의심스러운 정보나 루머에 현혹되지 않기 위해서라도 꼭 참고해 주세요.

Q1 소독, 살균, 제균, 항균, 멸균의 차이는 무엇인가요?

A 소독이란 병원성이 있는 바이러스나 세균을 제거하거나 무독화하는 것을 말합니다. 생존하는 병원미생물의 수를 줄이는 것을 목적으로 하는 처치법입니다.

그 외에 살균은 바이러스와 세균을 죽이는 효과이지만, 균의 종류와 수에 규정은 없습니다. 약기법(의약품의료기기등법)으로 효과가 인정된 의약품이나 의약부외품에 사용할 수 있는 표현입니다.

제균이란 균을 줄이는 것, 항균은 균의 증식을 억제하는 효과입니다.

가장 강력한 작용인 멸균은 모든 균, 미생물, 바이러스를 완전히 죽이는 것입니다. 병원의 수술 기구 등에 이용되는 수준입니다. 이러한 표현을 용품 면에서 살펴보면 살균은 소독약이나 약용비누에서 사용되고 있습니다. 제균은 알코올 스프레이나 세제 등의 잡화류에, 항균은 부엌, 목욕탕, 화장실용품이나 장난감 등에 사용됩니다.

Q2 도대체 바이러스란 무엇인가요?

A 바이러스와 세균의 차이는 세균은 핵을 가지고 있어 자기 증식을 할 수 있는 미생물인데 비해, 핵이 없는 바이러스는 단독으로 자기 증식을 할 수 없기 때문에 다른 생물의 세포에 침입해 증식한다는 점입니다. 또한 세균에는 항생제가 효과적이지만, 일반적으로 바이러스에는 항생제 효과가 없습니다.

Q3 바이러스에는 어떤 종류가 있나요?

A 바이러스의 종류에는 노로바이러스, 로타바이러스, 인플루엔자, 홍역, 풍진, HIV 등이 있으며, 코로나바이러스도 그 중 하나입니다. 바이러스의 특성에 따라 위장염, 감기 증상 외에 특이한 증상을 일으키는 것도 있습니다. 코로나바이러스는 사람에게 감염되는 타입이 현재까지 6종류가 확인되어 있습니다. 이번 신종 코로나바이러스는 7번째가 되

며 'COVID-19'라고 이름 붙여졌습니다. 인플루엔자 등의 바이러스 유전자는 잘못된 복제가 발생하기 쉽고 사람이나 동물에 감염되며, 그 세포 속에서 자신의 유전자를 복제해 변이와 증식을 반복하면서 살아가고 있습니다.

Q4 바이러스의 수명은 몇일인가요

A 신종 코로나바이러스의 감염 경로는 주로 접촉 감염과 비말 감염이 됩니다. 손에 묻은 바이러스가 입, 눈, 코의 점막을 통해 침입을 하는 것이 접촉 감염의 루트입니다.

미국 국립알레르기전염증연구소의 발표에 따르면, 신종 코로나바이러스는 공기 감염은 되지 않지만 에어로졸 중에서는 3시간 살아 있다고 보고되어 있으므로 거리를 두거나(사회적 거리두기), 기침이나 재채기에 의한 비말이 튀지 않도록 마스크를 착용하는 배려가 효과적입니다.

또한 환경 속의 바이러스 수명은 구리 표면에서 4시간, 마분지(신문용지)의 표면에서 24시간, 플라스틱이나 스테인리스의 표면에서 2~3일의 수명이 있다고 보고되어 있습니다. 일상적으로 사용하고 있는 스마트폰이나 태블릿의 화면에도 바이러스가 묻어 있을 수 있으므로 청소용 시트나 알코올 소독액을 적신 천으로 닦도록 합시다.

Q5 일반 인플루엔자 바이러스와 신종 코로나바이러스의 차이는 무엇인가요?

A 기존의 인플루엔자바이러스와 이번 코로나바이러스의 큰 차이는 감염되기 쉬운 기간입니다. 인플루엔자는 발병하기 직전쯤에서 48시간이 감염의 피크이지만, 신종 코로나바이러스는 발병하기 2~3일 전에 약 40%가 감염되고, 기침이나 열등의 증상이 발생했을 때에 약 40%가 감염된다는 것을 알게 됐습니다. 기침이나 열이 없는 무증상 사람으로부터도 감염되는 경우도 있으므로 심각해질 위험이 높고, 백신이나 효과가 있는 약도 현재로서는 명확하지 않습니다.

Q6 신종 코로나바이러스의 밀접 접촉자는 어떤 상태를 말하는 것인가요?

A WHO(세계보건기구)에 의한 밀접 접촉자(의료종사자 제외)의 최신 정의는 '발병한 날의 2일 전'부터 '감염이 의심되는 자와 동거 또는 장시간 접촉이 있었던 자'나, '감염이 의심되는 자의 기침이나 재채기 등의 오염물질에 직접 닿은 자', '손이 닿는 거리(기준은 1미터)에서 필요한 감염 예방책 없이 환자와 15분 이상의 접촉이 있었던 자' 등으로 되어 있습니다. 또한 이러한 감염이 사람에서 사람으로 차례차례로 퍼져 가는 것을 2차감염, 3차감염이라고 합니다.

이번 신종 코로나바이러스에 대해서는 특징도 조금씩 알게 됐지만, 이미 바이러스 감염이 만연한 현 상태에서는 감염을 수습시킬 수 있는 제일의 특효약은 STAY HOME과 3밀(① 밀폐 공간, ② 밀집 장소, ③ 밀접 상황)을 피하는 것밖에는 없습니다.

Q7 신종 코로나바이러스는 어떤 사람이 심각해지기 쉬운가요?

A 지금까지 신종 코로나바이러스의 보고에서는 고령자, 고혈압, 당뇨병, 심장병, 면역억제제나 항암제 치료를 받고 있는 사람 등이 감염되면 심각해질 위험이 조금 높다고 보고되어 있습니다.

이 감염증에 대해서는 아직 전모가 밝혀져 있지 않기 때문에 증상이 심각한 사람을 조사한 결과 고령자나 기저질환이 있는 사람이 많았다는 통계로부터 추측한 것이라고 보는 편이 좋을지도 모릅니다. 어쨌든 손씻기와 사회적 거리두기 등과 같은 기본적인 대책을 실천하는 것이 최선의 예방입니다.

Q8 정기적으로 환기하는 것은 바이러스 대책에 효과가 있나요?

A 신종 코로나바이러스는 비말 감염으로 알려져 있기 때문에 사회적 거리두기를 잘 이행하면 감염을 막을 수 있습니다. 단, 대화 등으로 미세한 비말이 공기 중에 부유하는 에어로졸 감염의 위험도 있습니다.

3밀을 피하는 것과 마찬가지로, 환기는 감염 위험을 낮추므로 하루에 여러 번 창문을 열면 좋습니다.

Q9 전염증에는 어떤 종류가 있나요?

A 대부분의 감염증에는 유행하는 계절(월)이 있습니다. 계절에 맞춰 적절한 예방 대책을 실시합시다.

감염증에는 다음 네 가지 종류가 있습니다.

호흡기 감염증, 바이러스성 위장염, 세균성 위염(식중독), 여름 감기입니다.

호흡기 감염증에는 인플루엔자, RS 바이러스 감염증, A형 용혈성 연쇄구균 인두염 등이 있습니다.

인플루엔자는 계절성 인플루엔자와 신종 인플루엔자로 나누어집니다.

신종 인플루엔자는 앞으로 출현할 새로운 인플루엔자이므로 아직 확실한 병원성은 알 수 없습니다.

바이러스성 위장염은 소아에게 발병하는 경우가 많은 로타바이러스 감염증, 성인에서는 노로바이러스 감염증이 대표적입니다. 다음으로 기타 세균이나 독소, 기생충을 원인으로 하는 것도 자주 볼 수 있습니다.

조리가 잘못된 식품, 감염자와의 밀접한 접촉으로 감염되며, 설사, 구토, 복통 등의 증상을 동반합니다.

세균성 위염(식중독)은 유해, 유독한 미생물이나 화학물질 독소를 섭취한 결과, 설사와 구토, 발열 증상이 동반되며, O-157 등의 장관출혈성 대장균 감염증, 살모넬라 감염증, 캄필로박터 감염증 등이 있습니다.

여름 감기에는 어린이를 중심으로 여름이 되면 감염자가 늘어나는 인두결막열(수영장결막열), 헤르팡지나, 수족구병, 유행성 각결막염 등이 있습니다. 여름이 되면 감염이 되므로 여름 감기라고 불립니다.

각각의 유행 시기(월)를 오른쪽 페이지에 정리했으므로 계절에 적합한 감염 대책을 실시하도록 합시다.

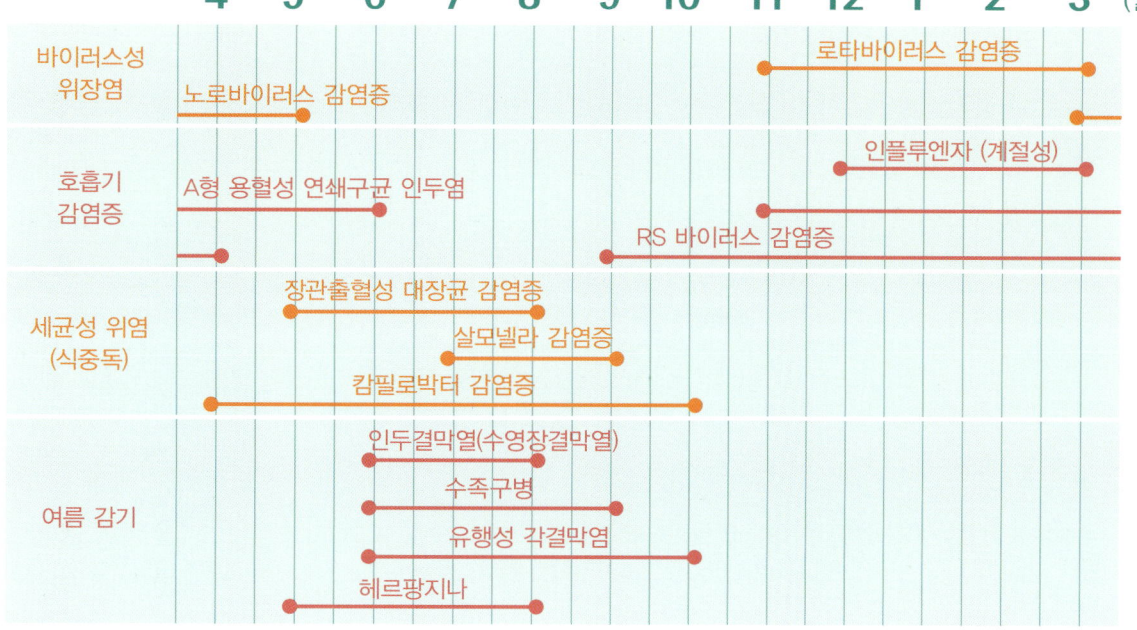

Q10 노로나 인플루엔자 등 바이러스별 소독법은?

A 신종 코로나바이러스나 인플루엔자바이러스 등의 엔벨로프(막)가 있는 바이러스의 경우에는 알코올에 의해 바이러스의 막을 파괴해 소독을 할 수 있습니다.

이에 반해 노로바이러스나 로타바이러스는 알코올에 의한 소독 효과가 적기 때문에 바이러스의 활성을 상실시키기 위해서는 차아염소산나트륨액을 사용합니다.

차아염소산나트륨액은 코로나바이러스를 포함한 바이러스 전반, 진균, 세균 등의 소독에도 효과적입니다.

단, 소독면과 소독제의 상성을 생각할 필요가 있습니다. 먼저 염소계 소독약은 인체에는 사용할 수 없으며, 금속제나 멜라민 소재 등에 대해서는 부식성이 있기 때문에 표면을 손상시키므로 주의가 필요합니다.

또한 차아염소산수는 차아염소산나트륨액과는 다른 것이라는 점도 알아두십시오(차아염소산나트륨액을 만드는 법은 40페이지 참조).

Q11 애완동물과의 접촉은 어떻게 생각하면 좋을까요?

A 애완동물과의 접촉은 상당히 중요한 포인트입니다.

신종 코로나바이러스는 사람에서 사람으로 감염될 뿐만 아니라, 동물에서 사람으로 감염되는 것도 부정할 수 없습니다. 따라서 가정 내에서 감염자가 나왔을 경우에는 애완동물을 통해 다른 가족에게 감염될 위험을 줄이기 위해 애완동물과의 접촉은 피해야 합니다. 물론 가족 모두가 건강하다면, 애완동물을 데리고 산책하는 것은 문제 없습니다.

Q12 BCG를 접종받으면, 사망률이 줄어드는 것은 사실인가요?

A BCG는 결핵을 예방하는 백신입니다. 어린 시절에 BCG를 맞으면 사망률이 낮다는 보고도 있었습니다만, 인종이나 연령, 의료제도, BCG 균종의 차이 등과 같은 배경도 있으며 추측의 틀을 벗어나지 않는 것입니다. 앞으로의 조사, 연구를 기다리고 있는 주제입니다.

Q13 가정용 마스크, 의료용 마스크, N95, 항균 마스크의 차이는?

A 마스크는 가정용 마스크, 의료용 마스크, 방진용인 산업용 마스크의 3종류로 분류됩니다. 이 중 바이러스 예방에 사용되는 것은 가정용 마스크와 의료용 마스크일 것입니다. 감기와 꽃가루 대책, 보습이나 보온 용도의 가정용 마스크에는 천 타입, 부직포 타입이 있습니다.

그리고 가정용 마스크 중에는 소재에 균이나 바이러스의 증식을 억제하기 위해 항균가공을 하고 있는 것도 있습니다.

의료용 마스크(서지컬 마스크)는 외과수술 등에 이용되는 감염방지용 일회용 마스크를 말합니다. 형상이 주름상자 모양으로, 코에서 턱까지 덮을 수 있습니다. 필터가 있으며, 부직포를 3장 겹친 구조로 되어 있는 것이 많아 기밀성이 높은 것이 특징입니다. 그 중에서 미국국립노동안전위생연구소의 N95 규격에 합격한 미립자용 마스크를 N95라고 합니다.

Q14 부직포 마스크도 세탁하여 재이용할 수 있나요?

A 물품 부족이 계속되는 일회용 마스크이지만, 일본 전국마스크공업회에 의하면 '부직포 마스크는 세탁하면 기능이 떨어지므로 권할 수 없다'라고 보고되어 있습니다. 부득이한 사정으로 부직포 마스크를 씻는 경우에는 중성세제로 눌러서 씻어내고, 충분히 헹군 후 자연 건조시킵시다(염소계 표백제 사용이나 비벼서 빠는 것은 NG).

또한 우레탄 마스크의 경우는 중성세제로 문질러 빨아 주세요. 비누나 의료용 세제는 권하지 않습니다.

세탁이 가능하다는 점에서는 천 마스크를 권합니다. 기본적으로는 매일 세탁을 한 것으로 교체하면 좋겠지만, 심하게 더러워지거나 젖었거나 한 경우에는 그때마다 새것으로 교체해 주세요.

Q15 마스크의 자외선 소독이나 일광욕은 효과가 있나요?

A 해외에서는 N95 마스크가 부족하므로 UV 조사(照射)나 자외선에 쐬어 재이용하는 생각도 제안됐습니다. 단, 자외선을 어느 정도의 강도와 시간으로 조사하면 효과적인지에 대한 명확한 데이터는 없습니다.

일광욕에 대해서는 체내에서 호르몬과 같이 작용하는 비타민 D는 햇볕을 쬐면 체내에서 합성됩니다. 바이러스 대책이라기보다는 건강 유지를 위해 효과적이라고 할 수 있습니다.

Q16 흡연은 감염이나 중증으로 되는 위험이 되나요?

A 신종 코로나바이러스로 인한 폐렴의 중증화와 흡연에 대해, 중국 연구팀이 감염자 1099명에 대해 실시한 연구조사에서는 집중치료실에서 고도의 치료가 필요하거나, 사망하거나 한 비율은 비흡연자가 4.7%인데 반해, 과거 흡연을 포함한 흡연자는 13.9%였다고 합니다. 이 데이터는 연령 등의 중증화에 관련된 다른 요소를 고려하고 있지 않다고 하면서도 흡연자는 약 3~4배의 위험이 있다고 보고하고 있습니다.

또한 만성폐쇄성폐질환(COPD)의 지병이 있는 감염자의 중증화나 사망 위험을 조사한 연구결과에서도 흡연자가 3.5~4배의 고위험이 된다는 것이 보고됐습니다. COPD는 흡연 등에 의해 기관지의 염증이나 폐의 안쪽에 있는 폐포의 손상이 일어나 호흡 기능이 저하되는 병입니다. 이물질을 제거하는 기도의 기능이 저하되므로 감염되기 쉬워진다는 지적이 있습니다.

Q17 면역력 향상에는 어떠한 방법이 있나요?

A 외출 자제가 권해지면, 근육이 줄고 관절이 뻣뻣해지며 기분도 우울해진다는 고령자의 프레일(허약)을 걱정하는 목소리도 나옵니다. 물론 고령자에 한하지 않고 균형 잡힌 식사나 전화 등으로 친구와 대화를 하거나 적당한 운동과 충분한 수면을 취하는 것이 건강 유지의 비결이며, 바이러스 감염을 예방하는 면역력 향상으로 이어집니다.

면역력을 높이는 특정 식품만을 섭취하는 것보다 너무 편중되지 않게 균형 잡힌 식사를 하는 것이 중요합니다. 또한 허벅지 올리기와 무릎 늘리기 등 간단한 근육 트레이닝은 실내에서 의자에 앉은 상태에서도 실천할 수 있으므로 간단한 운동을 무리 없이 계속해도 좋을 것입니다.

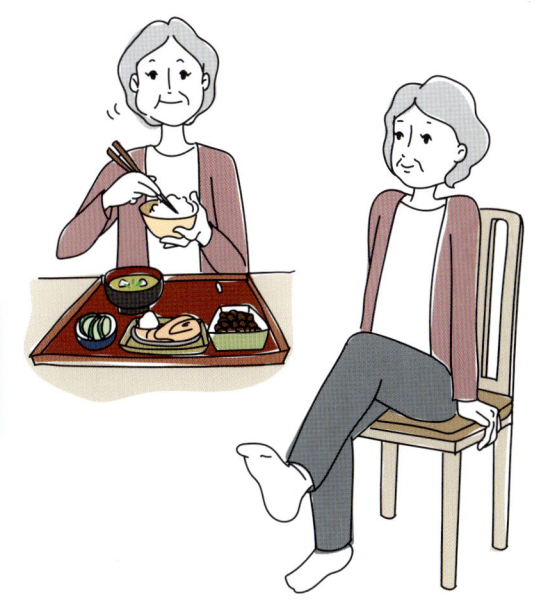

Q18 신종 코로나에 의한 폐렴은 바이러스 이외의 원인도 있나요?

A 몇 개월에 걸친 신종 코로나바이러스와의 공방 속에서 조금씩이지만 그 윤곽이 드러나기 시작했습니다.

당초 신종 코로나바이러스에 의한 폐렴으로 생각됐던 심각한 증상은 바이러스 그 자체의 영향이 아니라, 바이러스의 배제에 작용하는 면역(병원체로부터 몸을 지키는 구조)의 폭주가 아닐까 하는 메커니즘입니다. 그리고 사망한 사람을 해부해 보면 많은 경우에 폐의 모세혈관에 혈전(혈액 덩어리)이 막혀 있다고 보고되어 있습니다. 즉, 폐에 혈액이 돌지 않게 된 것이 중증화나 사망의 원인이 아닐까 생각되는 것입니다. 이러한 순환 장애는 심근경색, 발진, 뇌경색과 같은 전신질환의 영향이 발단이 되었을지도 모릅니다.

이러한 것이 조금씩 밝혀져 앞으로의 치료법에 대한 전망을 예측할 수 있게 됐습니다.

코로나바이러스가 의심된다면?

★ **신고상담**
보건소, 질병관리본부 콜센터 1339, 지역번호+120, 지역번호+114

★ **의료기관 및 코로나 팩트 체크**
http://ncov.mohw.go.kr/

❶ 국민안심병원 찾기
https://www.mohw.go.kr/react/popup_200128.html

❷ 승차 검진 선별 진료소 찾기
https://www.mohw.go.kr/react/popup_200128_4.html

❸ 검체 체취 가능 진료소 찾기
https://www.mohw.go.kr/react/popup_200128_2.html

❹ 전체 선별진료소
https://www.mohw.go.kr/react/popup_200128_3.html

⚜ **이런 때는**
- 응급 경고 징후(호흡 곤란 포함)가 나타나면, 즉시 응급치료를 받아야 합니다.
- 씻지 않은 손으로 눈, 코, 입을 만지지 마세요.
- 손씻기 요령은 다음 사이트 참조
  https://www.cdc.gov/handwashing/index.html
- EPA 등록 가정용 소독제는 대부분 효과적입니다. 소독제 전체 목록은 미국환경보호국(https://www.epa.gov/pesticide-registration/list-n-disinfectants-use-against-sars-cov-2-covid-19)에서 찾아볼 수 있습니다.
- 전체 소독 지침은 다음 사이트에서 찾아볼 수 있습니다.
  https://korean.cdc.gov/coronavirus/2019-ncov/prevent-getting-sick/cleaning-disinfection.html

★ **해 외**(내용은 구글 번역기를 이용하면 한국어로도 볼 수 있습니다.)
- 일본 후생노동성(신형 코로나 바이러스 감염병에 대해서)
  http://www.mhlw.go.jp/stf/seisakunitsuite/bunya/0000164708_00001.html

- 미국 존스홉킨스대학교 시스템과학공학센터
  COVID-19 Dashboard by the Center for Systems Science and Engineering (CSSE) at Johns Hopkins University
  https://gisanddata.maps.arcgis.com/apps/opsdashboard/index.html#/bda7594740fd40299423467b48e9ecf6

의과대학병원 감염증 전문의가 알려주는
코로나바이러스
감염증 예방과 대책

2020. 9. 15. 초 판 1쇄 인쇄
2020. 9. 22. 초 판 1쇄 발행

해설·감수 | 오카 히데아키
감역 | 고성규
옮긴이 | 김정아
펴낸이 | 이종춘
펴낸곳 | [BM] (주)도서출판 **성안당**
주소 | 04032 서울시 마포구 양화로 127 첨단빌딩 3층(출판기획 R&D 센터)
       10881 경기도 파주시 문발로 112 출판문화정보산업단지(제작 및 물류)
전화 | 02) 3142-0036
       031) 950-6300
팩스 | 031) 955-0510
등록 | 1973. 2. 1. 제406-2005-000046호
출판사 홈페이지 | www.cyber.co.kr
ISBN | 978-89-315-9015-9 (17510)
정가 | 5,000원

이 책을 만든 사람들
책임 | 최옥현
진행 | 조혜란
교정·교열 | 조혜란
본문 디자인 | 김인환
표지 디자인 | 임진영
홍보 | 김계향, 유미나
국제부 | 이선민, 조혜란, 김혜숙
마케팅 | 구본철, 차정욱, 나진호, 이동후, 강호묵
마케팅 지원 | 장상범, 조광환

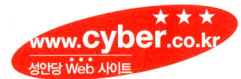

『医大病院感染症専門医式 消毒術 家庭の完全マニュアル』(岡 秀昭)
IDAI BYOUIN KANSENSYOU SENMONISIKI SYOUDOKU JYUTSU KATEINO KANZEN MANUAL
Copyright ⓒ 2020 by Hideaki Oka
Original Japanese edition published by Bunkyosha Co., Ltd., Tokyo, Japan
Korean edition published by arrangement with Bunkyosha Co., Ltd.
through Japan Creative Agency Inc., Tokyo and Enters Korea Co., Ltd., Seoul

Korean translation copyright ⓒ 2020 by Sung An Dang, Inc.